新冠肺炎
CT 早期征象与鉴别诊断

主　编　纪建松　韦铁民　杨伟斌　王祖飞
副主编　卢陈英　曾春来　肖扬锐　雷丽燕
　　　　周　刚
编　委（按姓氏笔画排序）
　　　　王传恒　王孝武　王海永　王海林
　　　　叶建明　刘纯方　苏燕萍　李　强
　　　　李伟文　杨　杰　杨风云　吴丽明
　　　　应海峰　沈少博　张一平　陈志伟
　　　　陈春妙　林　君　林桂涵　周永进
　　　　孟潘炜　胡玉敏　胡金妹　胡祥华
　　　　夏海红　徐　民　徐浩侃　高　杨
　　　　黄建胜　黄俊燕　惠俊国　程　雪
　　　　舒恩芬　舒锦尔　蓝传强　廖志宏
　　　　潘昌远

科 学 出 版 社
北　京

内 容 简 介

本书通过影像结合病理分析新冠肺炎 CT 早期征象及演变过程，并列举大量鉴别诊断病例，图文并茂，可供放射科医师及临床医师参考使用。通过识别新冠肺炎 CT 早期征象及演变过程，为临床提供决策依据，达到早诊断、早控制、早治疗的目的，并为有效遏制疫情发挥应有的作用。

图书在版编目（CIP）数据

新冠肺炎 CT 早期征象与鉴别诊断 / 纪建松等主编. —北京：科学出版社，2020.4
　ISBN 978-7-03-064456-5

Ⅰ. ①新… Ⅱ. ①纪… Ⅲ. ①日冕形病毒—病毒病—肺炎—计算机 X 线扫描体层摄影—影像诊断 Ⅳ. ①R563.104

中国版本图书馆 CIP 数据核字（2020）第 027987 号

责任编辑：高玉婷　郭　威 / 责任校对：杨　赛
责任印制：徐晓晨 / 封面设计：蔡丽丽

科学出版社 出版
北京东黄城根北街 16 号
邮政编码：100717
http://www.sciencep.com
北京建宏印刷有限公司 印刷
科学出版社发行各地新华书店经销

*

2020 年 4 月第 　一　 版　开本：850×1168　1/32
2020 年 7 月第二次印刷　印张：6
字数：146 000
定价：60.00 元
（如有印装质量问题，我社负责调换）

主 编 简 介

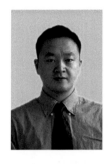

纪建松 教授/主任医师（正高二级岗），博士生导师，医学博士/博士后，浙江省影像诊断与介入微创研究重点实验室主任，现任丽水市中心医院副院长兼放射科主任，享受国务院政府特殊津贴，为浙江省"万人计划"科技创新领军人才，并为浙江省"新世纪151人才工程"重点资助培养人员。获省部级奖项6项，主编专著3部，发表论文200余篇（其中SCI收录78篇），并担任《中华医学杂志》等杂志编委。

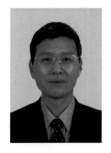

韦铁民 主任医师（正高二级岗），丽水市中心医院院长，享受国务院政府特殊津贴，曾获中国医师奖、最具领导力中国医院院长、全国优秀科技工作者、全国劳动模范等称号。先后主持各级科研项目30余项，获省、市级科学技术进步奖9次，在国内外医学期刊发表医学论文150余篇（其中SCI收录30余篇）。

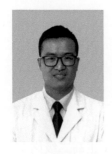

杨伟斌 副主任医师，担任丽水市医学会放射学分会青年委员会副主任委员、浙江省医学会放射学分会腹部学组委员、中国研究型医院学会感染与炎症放射学专业委员会青年委员等。获丽水市绿谷医坛新秀等称号。目前主持省部级课题1项。

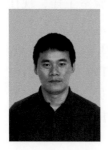

王祖飞 主任医师，从事影像诊断工作24年，担任丽水市中心医院放射科副主任兼PET/CT中心主任、丽水市医学会放射学分会主任委员、丽水市抗癌协会副理事长，入选丽水市138人才工程第一层次培养人员。

彩　　图

彩图扫下方二维码

序

新型冠状病毒肺炎（简称新冠肺炎）是由一种新型冠状病毒导致的肺炎。2020年1月20日纳入《中华人民共和国传染病防治法》规定的乙类传染病，按甲类传染病管理。2月11日，世界卫生组织（WHO）总干事谭德塞宣布，将新型冠状病毒肺炎命名为"COVID-19"（corona virus disease 2019）。与此同时，国际病毒分类委员会声明，将新型冠状病毒命名为"SARS-CoV-2"（severe acute respiratory syndrome coronavirus 2）。该病通过呼吸道飞沫及密切接触传播，并存在气溶胶等传播途径的可能。新冠肺炎发病率高，传染性强，临床表现多样，早期表现隐匿，甚至肺部影像学表现早于临床症状。人群普遍易感，传染迅速，对于中老年人或有基础疾病人群威胁性较大。基于目前的流行病学调查，潜伏期为1～14天，以发热、干咳、乏力为主要表现，部分患者伴有鼻塞、气促、咽痛和肌肉酸痛等症状。从目前收治病例来看，多数患者预后较好；但是16%～25%的患者为重症和危重症，表现为低氧血症、急性呼吸窘迫综合征、休克、代谢性酸中毒和凝血功能障碍等，死亡率为2%～4%。

新冠肺炎确诊的金标准是新型冠状病毒核酸检测阳性，但存在假阴性，结果具有滞后性；CT检查具有简单、敏感、快速等优势，因此CT识别新冠肺炎早期征象具有重大的诊疗价值和疫情防控意义。国家卫生健康委员会发布的《新型冠状病毒感染的肺炎诊疗方案（试行第五版）》曾将 CT 影像结果作为湖北疫区临床诊断标准，在《新型冠状病毒肺炎诊疗方案（试行第六版）》《新型冠状病毒肺炎诊疗方案（试行第七版）》中，CT 检查结果作为诊断疑似病例、临床分型及评估治疗效果的重要依据，如何认识 CT 表现和演变，以及与临床进程和疗效预后的相关性，已成为临床迫切的需求。

鉴于此，作为一位在温州疫区交界的丽水市中心医院一线工作的影像医师和医院管理者，纪建松与他的同事以高度的责任感和专业精神，迅速地编写了《新冠肺炎 CT 早期征象与鉴别诊断》一书。诚然，对于人类还正在以血的代价探索与认识新型冠状病毒来源、感染的发生发展、临床诊断与治疗等一系列未知数的现状下，该书有些观点和认识可能仍需在未来工作中进一步完善。但是，目前在新型冠状病毒已传播至全国和世界多国的前提下，在缺乏书籍可供广大医师参考的情况下，该书快速出版对临床诊治新冠肺炎具有重要的价值和意义。

作为一家新冠肺炎治疗定点医院的院长和一位长期从事放射科工作的医师，深知目前临床所需和所急，因此愿意推荐该书以供大家参考，为新冠肺炎的早诊断、早控制、早治疗提供参考，为尽快遏制疫情做出积极的贡献。

东南大学附属中大医院主任医师、教授
中国医师协会介入医师分会会长
2020 年 4 月 1 日

目　　录

序

第1章　疫情背景及临床基础 ………………………… 1

第一节　病原学特征 ………………………… 2

第二节　流行病学特点 ……………………… 4

第三节　临床表现 …………………………… 5

第四节　实验室检查 ………………………… 6

第五节　诊断标准 …………………………… 7

第六节　临床分型 …………………………… 8

第七节　诊疗方案的修订过程 ……………… 10

第八节　核酸检测与CT检查 ……………… 15

第2章　CT检查技术标准和流程 ……………………… 19

第一节　检查区域整体布局 ………………… 19

第二节　发热门诊机房布局 ………………… 20

第三节　检查流程 …………………………… 20

第四节　防控等级 …………………………… 27

第五节　CT图像质量 ……………………… 33

第六节　CT辐射剂量 ……………………… 35

第七节　CT后处理技术 …………………… 39

第 3 章　CT 早期征象解析 …… 44

第一节　早期表现综述 …… 44
第二节　进展期表现综述 …… 49
第三节　重症期表现综述 …… 52
第四节　消散期表现综述 …… 57
第五节　早期影像演变与临床、病理 …… 59
第六节　早期不典型案例解析 …… 63
第七节　早期常见征象解析 …… 68
第八节　早期少见征象 …… 76

第 4 章　与其他类型病毒性肺炎的鉴别诊断 …… 87

第一节　流感病毒肺炎 …… 87
第二节　人腺病毒肺炎 …… 95
第三节　呼吸道合胞病毒肺炎 …… 99
第四节　人鼻病毒肺炎 …… 102
第五节　单纯疱疹病毒肺炎 …… 104
第六节　巨细胞病毒肺炎 …… 107
第七节　中东呼吸综合征 …… 110
第八节　严重急性呼吸综合征 …… 115

第 5 章　与细菌性肺炎的鉴别诊断 …… 121

第一节　大叶性肺炎 …… 121
第二节　支气管肺炎 …… 126

第 6 章　与支原体肺炎的鉴别诊断 …… 131

第 7 章　与肺真菌感染的鉴别诊断 …… 136

第一节　肺曲霉病 …… 136

第二节　肺隐球菌病 ………………………………… 140

第8章　与卡氏肺孢子虫肺炎的鉴别诊断 ………… 146

第9章　与肺部非感染性病变的鉴别诊断 ………… 150

第一节　肺水肿 ……………………………………… 150
第二节　过敏性肺炎 ………………………………… 154
第三节　肺泡蛋白沉积症 …………………………… 158
第四节　特发性间质性肺炎 ………………………… 161
第五节　抗中性粒细胞胞质抗体相关性血管炎 …… 164
第六节　吸入性肺炎 ………………………………… 168

第10章　与肺部肿瘤性病变的鉴别诊断 …………… 173

第一节　肺腺癌 ……………………………………… 173
第二节　肺原发性淋巴瘤 …………………………… 177

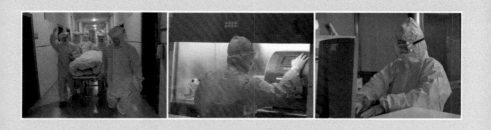

第 1 章 疫情背景及临床基础

2019年12月以来，我国湖北省武汉市陆续出现不明原因肺炎患者。2020年1月7日，中国疾病预防控制中心（CDC）从一名患者的咽拭子样本中鉴定出一种新型冠状病毒。中华人民共和国国家卫生健康委员会（以下简称国家卫健委）将此病毒引起的肺炎命名为新型冠状病毒肺炎（novel coronavirus-infected pneumonia，NCIP），简称新冠肺炎。2020年1月20日国家卫健委发布公告，经国务院批准，将新冠肺炎纳入《中华人民共和国传染病防治法》规定的乙类传染病，并按照甲类传染病管理。同时纳入《中华人民共和国国境卫生检疫法》规定的检疫传染病管理。2020年2月11日国际病毒分类委员会将此病毒命名为严重急性呼吸综合征冠状病毒2（severe acute respiratory syndrome coronavirus 2，SARS-CoV-2）。同日WHO宣布，将新型冠状病毒感染所引起的疾病命名为新型冠状病毒肺炎（corona virus disease 2019，COVID-19）。新冠肺炎已成为2020年国际健康最大的威胁。

新冠肺炎感染者最初的临床症状主要为发热、干咳，可伴有咽痛、咳痰、鼻塞、流涕、胸闷、乏力、头痛、腹泻等不典型症状。实验室检查也缺少特异性，白细胞计数及淋巴细胞计数常为正常或降低。若合并其他疾病或感染，临床上会更难识别新冠肺炎。疫情暴发之初，部分前期文献报道男性为易感人群，后经疫情发展及流行病学调查认为人群普遍易感，且老年人或有基础疾病的人群预后较差，儿童及青少年预后相对较好。由于本病临床及实验室检查无特异性，确诊有赖于病原学检测。病原学检测的检出率与采样密切相关，采样部位不准、样本不足、实验室操作等都可能导致假阴性出现，从而使得核酸检测特异度高而敏感度不足。经过大量的病例研究发现，肺部为新冠肺炎最易侵犯的器官。影像学检查，尤其是高分辨率CT（HRCT）对肺部疾病的敏感度极高。综合考虑受检者的临床表现、流行病学病史、实验室检查结果，有利于疑似病例的诊断与鉴别诊断。

第一节 病原学特征

冠状病毒广泛分布于人和动物之间，可引起呼吸道、肠道、肝脏和神经系统等疾病。其因在电子显微镜下可观察到病毒外膜上存在棘突而形似王冠或日冕而得名。到目前为止，新型冠状病毒是感染人类的冠状病毒家族的第七个成员。本次疫情暴发之前，21世纪已经出现了由另外两种高致病性冠状病毒，即严重急性呼吸综合征冠状病毒（SARS-CoV）和中东呼吸综合征冠状病毒（MERS-CoV）引起的疫情。这些病毒引起的疾病是人畜共患病，是冠状病毒经由动物传染人类而导致的。既往调查显示，严重急性呼吸综合征冠状病毒是从果子狸传染人类，中东呼吸综合征冠状病毒是从单峰骆驼传染人类，在人类中造成高发病率和高病死率。目前的研究显示，新型冠状病毒可能来自于蝙蝠，但经由何种中间宿主传染人类尚未见定论。

冠状病毒为不分节段的单股正链 RNA 病毒，是目前发现的基因组最长的 RNA 病毒，属于巢病毒目（*Nidovirales*）冠状病毒科（*Coronaviridae*）正冠状病毒亚科（*Orthocoronavirinae*）。由于冠状病毒基因组庞大且复杂，其转录过程也比较复杂，各种冠状病毒的基因组有所不同，可在其非编码区分别发生不同的变异而改变调控功能；编码区可编码不同的功能蛋白，加上 RNA 病毒的复制酶缺少校正功能，病毒在自然界与动物体内复制过程中发生重组与变异的概率高，因此可出现新的或再现的冠状病毒株。根据血清型和基因组特点将冠状病毒亚科分为 α、β、γ 和 δ 四个属。已知感染人的冠状病毒有 6 种，包括 α 属的 HCoV-229E 和 HCoV-NL63，β 属的 HCoV-OC43、HCoV-HKU1、SARS-CoV 和 MERS-CoV。两种高致病性病毒，即 SARS-CoV 和 MERS-CoV，可引起人类严重呼吸综合征，另外 4 种冠状病毒（HCoV-OC43、HCoV-229E、HCoV-NL63、HCoV-HKU1）只引起轻度上呼吸道疾病。

经典冠状病毒感染主要发生在冬春季，广泛分布于世界各地。该病毒包括三个群，第一、二群主要为哺乳动物冠状病毒，第三群主要为禽类冠状病毒。人冠状病毒有两个血清型（HCoV-229E、HCoV-OC43），是人呼吸道感染的重要病原体，人类 20% 的普通感冒由冠状病毒引起。冠状病毒也是成人慢性气管炎急性加重的重要病因之一。其中 SARS-CoV 和 MERS-CoV 这两种冠状病毒可引起严重的呼吸系统疾病，而另外四种冠状病毒在人群中较为常见，致病性较低，一般仅引起类似普通感冒的轻微呼吸道症状。

此次从不明原因肺炎患者下呼吸道分离出的新型冠状病毒属于 β 属的冠状病毒。新型冠状病毒有包膜，直径多为 60～140nm，包膜上有放射状排列的花瓣样或纤毛状突起，形似王冠，与经典冠状病毒相似。病毒的形态发生过程较长而复杂，成熟病毒呈圆球形或椭圆形，常为多形性。其基因特征与SARS-CoV和MERS-CoV有明显区别，并与已知任何一种冠状病毒不同。体外分离培养时，新型冠状病毒96小时左右即可在人呼吸道上皮细胞内发现，而在Vero E6和Huh-7细胞系中分离培养约需6天。

对冠状病毒理化特性的认识多来自对SARS-CoV和MERS-CoV的研究。病毒对紫外线和热敏感，56℃ 30分钟、乙醚、75%乙醇溶液、含氯消毒剂、过氧乙酸和氯仿等均可有效灭活病毒，而氯己定不能有效灭活病毒。

第二节　流行病学特点

一、传染源

新型冠状病毒感染的患者成为目前疫情流行的主要传染源。新型冠状病毒之所以威胁巨大，有两个原因：第一，感染新型冠状病毒有可能导致健康的成年人和存在健康问题的老年人因此而死亡。第二，新型冠状病毒传播效率很高。

二、传播途径

呼吸道飞沫传播和密切接触传播是新型冠状病毒主要的传播途径。在相对封闭的环境中长时间暴露于高浓度气溶胶情况下存在经气溶胶传播的可能。

1. 呼吸道飞沫传播　是新型冠状病毒的主要传播方式。病毒通过患者咳嗽、打喷嚏、谈话时产生的飞沫传播，易感者吸入飞沫后导致感染。

2. 密切接触传播 新型冠状病毒也可通过与感染者直接或间接接触而传播。间接接触传播是指含有病毒的飞沫沉积在物品表面,接触污染手后,再接触口腔、鼻腔、眼睛等黏膜,会导致感染。

3. 粪-口传播 该途径尚待明确。近期,在武汉、深圳地区,甚至美国的首例确诊患者的粪便中检测到了新型冠状病毒,说明病毒可以在消化道复制并且存在,提示存在粪-口传播的可能,但还不能确定进食病毒污染的食物引起感染和传播。也有观点认为,粪便及尿液中的病毒可能通过含有病毒的飞沫形成气溶胶的方式再传播,但需要进一步的调查研究。

4. 气溶胶传播 是指飞沫在空气悬浮过程中失去水分而剩下的蛋白质和病原体组成的核形成飞沫核,可以通过气溶胶的形式漂浮至远处,造成远距离的传播,尤其在封闭空间中。

5. 母婴传播 目前已经报道了母亲为确诊新冠肺炎患者,其新生儿出生 30 小时后咽拭子病毒核酸检测呈阳性的病例,提示新型冠状病毒可能通过母婴传播引起新生儿感染,但仍有待进一步确认。

三、易感人群

人群普遍易感。从目前全国患者的年龄分布来看,各年龄段人群均对新型冠状病毒没有抵抗力,只要满足传播条件均可被感染。但老年人、有基础慢性疾病的人群预后较差,而儿童、青少年预后相对较好。

第三节 临床表现

1. 基于目前的流行病学调查,潜伏期为 1~14 天,多为 3~

7天。

2. 患者以发热、干咳、乏力等为主要表现，少数患者伴有鼻塞、流涕、咽痛、肌痛和腹泻等症状。轻型患者仅表现为低热、轻微乏力等，无明显肺炎表现。重症患者多在发病1周后出现呼吸困难和（或）低氧血症，严重者可快速进展为急性呼吸窘迫综合征、脓毒症休克、难以纠正的代谢性酸中毒和凝血功能障碍及多器官功能衰竭等。值得注意的是，重型、危重型病例在病程中可为中低热，甚至无明显发热。部分儿童及新生儿病例症状可不典型，表现为呕吐、腹泻等消化道症状或仅表现为精神弱、呼吸急促。轻型患者仅表现为低热、轻微乏力等，无肺炎表现。

3. 从目前收治病例来看，多数患者预后良好，少数患者病情危重。老年人和有慢性基础疾病者预后较差。儿童病例症状相对较轻。患有新冠肺炎的孕产妇临床过程与同龄患者相近。

第四节　实验室检查

一、一般检查

发病早期外周血白细胞总数正常或减少，可见淋巴细胞计数正常或减少，部分患者可出现肝酶、乳酸脱氢酶（LDH）、肌酶和肌红蛋白水平升高；部分危重型患者可见肌钙蛋白水平升高。多数患者C反应蛋白（CRP）水平升高和红细胞沉降率（血沉）增快，降钙素原水平正常。严重者D-二聚体升高、外周血淋巴细胞进行性减少。重型、危重型患者常有炎症因子水平升高。

二、病原学检查

采用逆转录聚合酶链反应（RT-PCR）和（或）高通量测序

（NGS）方法在鼻咽拭子、痰、下呼吸道分泌物、血液、粪便等标本中可检测出新型冠状病毒核酸，其中下呼吸道标本（痰或气道抽取物）检测更加准确。标本采集后尽快送检。

三、血清学检查

新型冠状病毒特异性 IgM 抗体多在发病 3～5 天后开始出现阳性，IgG 抗体滴度恢复期较急性期有 4 倍及以上升高。

第五节　诊　断　标　准

一、疑似病例

结合下述流行病学史和临床表现进行综合分析。

1. 流行病学史

（1）发病前 14 天内有武汉市及周边地区，或其他有病例报告社区的旅行史或居住史。

（2）发病前 14 天内与新型冠状病毒感染者（核酸检测阳性者）有接触史。

（3）发病前 14 天内曾接触过来自武汉市及周边地区，或来自有病例报告社区的发热或有呼吸道症状的患者。

（4）有聚集性发病[14 天内在小范围如家庭、办公室、学校班级等场所，出现 2 例及以上发热和（或）呼吸道症状的病例]。

2. 临床表现

（1）发热和（或）呼吸道症状。

（2）具有新冠肺炎影像学特征（即早期呈现多发小斑片影及间质改变，以肺外带明显，进而发展为双肺多发磨玻璃影、浸润影，严重者可出现肺实变，胸腔积液少见）。

（3）发病早期白细胞总数正常或降低，淋巴细胞计数正常或减少。

有流行病学史中的任何 1 条，且符合临床表现中任意 2 条即可诊断。

无明确流行病学史的，符合临床表现中的 3 条即可诊断。

二、确诊病例

疑似病例，具备以下病原学证据之一者。

1. 实时荧光 RT-PCR 检测新型冠状病毒核酸阳性。
2. 病毒基因测序，与已知的新型冠状病毒高度同源。
3. 血清新型冠状病毒特异性 IgM 抗体和 IgG 抗体阳性；血清新型冠状病毒特异性 IgG 抗体由阴性转为阳性或恢复期较急性期有 4 倍及以上升高。

第六节 临床分型

一、轻型

临床症状轻微，影像学未见肺炎表现。

二、普通型

具有发热、呼吸道等症状，影像学可见肺炎表现。

三、重型

成人符合下列任何一条：
（1）出现气促，呼吸频率≥30 次/分。
（2）静息状态下，指氧饱和度≤93%。

（3）动脉血氧分压（PaO_2）/吸氧浓度（FiO_2）≤300mmHg（1mmHg=0.133kPa）。

高海拔（海拔超过1000m）地区应根据以下公式对PaO_2/FiO_2进行校正：$PaO_2/FiO_2 \times$ [大气压（mmHg）/760]。

肺部影像学显示24～48小时病灶明显进展＞50%者按重型管理。

儿童符合下列任何一条：

（1）出现气促（＜2月龄，呼吸频率≥60次/分；2～12月龄，呼吸频率≥50次/分；1～5岁，呼吸频率≥40次/分；年龄＞5岁，呼吸频率≥30次/分），除外发热和哭闹的影响。

（2）静息状态下，脉搏血氧饱和度≤92%。

（3）辅助呼吸（呻吟、鼻翼扇动、三凹征），发绀，间歇性呼吸暂停。

（4）出现嗜睡、惊厥。

（5）拒食或喂养困难，有脱水征。

四、危重型

符合以下情况之一者：

（1）出现呼吸衰竭，且需要机械通气。

（2）出现休克。

（3）合并其他器官功能衰竭需要ICU监护治疗。

五、重型、危重型临床预警指标

1. 成人

（1）外周血淋巴细胞进行性下降。

（2）外周血炎症因子如白细胞介素-6（IL-6）、C反应蛋白进行性升高。

（3）乳酸进行性升高。

（4）肺内病变在短期内迅速进展。

2. 儿童

（1）呼吸频率增快。

（2）精神反应差、嗜睡。

（3）乳酸进行性升高。

（4）影像学显示双侧或多肺叶浸润、胸腔积液或短期内病变快速进展。

（5）3月龄以下的婴儿或有基础疾病（先天性心脏病、支气管肺发育不良、呼吸道畸形、异常血红蛋白、重度营养不良等），有免疫缺陷或低下（长期使用免疫抑制剂）。

第七节　诊疗方案的修订过程

新冠肺炎暴发并在全球蔓延，围绕新型冠状病毒的生物学、流行病学和临床特征的数据每天都在增长。为更加规范有效地甄别、诊断和治疗新冠肺炎，国家卫健委于2020年1月16日至3月3日相继印发了《新型冠状病毒感染的肺炎诊疗方案（试行）》、《新型冠状病毒感染的肺炎诊疗方案（试行第二版）》、《新型冠状病毒感染的肺炎诊疗方案（试行第三版）》、《新型冠状病毒感染的肺炎诊疗方案（试行第四版）》、《新型冠状病毒感染的肺炎诊疗方案（试行第五版）》、《新型冠状病毒肺炎诊疗方案（试行第五版修正版）》、《新型冠状病毒肺炎诊疗方案（试行第六版）》和《新型冠状病毒肺炎诊疗方案（试行第七版）》。以下分别简称《诊疗方案试行》、《诊疗方案试行第二版》、《诊疗方案试行第三版》、《诊疗方案试行第四版》、《诊疗方案试行第五版》、《诊疗方案试行第五版修正版》、《诊疗方案试行第六版》和《诊疗方案试行第七版》。

一、各版诊疗方案主要相同的内容

（一）病原学特点

冠状病毒为单股正链 RNA 病毒，根据血清型和基因组特点冠状病毒亚科被分为 α、β、γ 和 δ 四个属，已知感染人的冠状病毒有 7 种，新型冠状病毒属于 β 属。大多数冠状病毒引起上呼吸道感染，而中东呼吸综合征冠状病毒、严重急性呼吸综合征冠状病毒及这次的新型冠状病毒可引起肺炎，甚至重症肺炎，且可在人际间传播。冠状病毒对紫外线和热敏感，大部分消毒剂可有效灭活病毒，但氯己定不能有效灭活病毒，应避免使用含有氯己定的手消毒剂。

（二）临床特点

新冠肺炎以发热、干咳、乏力为主要表现。部分患者症状轻微，多于 1 周后恢复。多数患者预后良好，儿童病例症状相对较轻。死亡病例多见于老年人、有慢性基础疾病者。

在实验室检查方面有外周血白细胞总数正常或减低，淋巴细胞计数减少等非特异性表现。胸部影像学的早期表现为多发小斑片影及间质改变，以肺外带明显，进而发展为双肺多发磨玻璃影、浸润影，严重者出现肺实变，胸腔积液少见，可在咽拭子、痰、下呼吸道分泌物、血液、粪便等多种标本中检测出新型冠状病毒核酸。

（三）病例确诊

依据相关流行病学史、临床表现，以及呼吸道标本或血液标本行实时荧光 RT-PCR 检测新型冠状病毒核酸阳性或病毒基因测序与已知的新型冠状病毒高度同源，患者可确诊。

（四）疑似病例排除

疑似病例连续两次呼吸道病原核酸检测阴性（采样时间至少间隔 1 天），方可排除。

二、各版诊疗方案主要变化的内容

本节对《诊疗方案试行第二版》到《诊疗方案试行第七版》按照不同内容分别进行对比，着重分析疾病的识别及院感防控，以增加读者对本病的了解和认识。

（一）流行病学特点

1. 传染源 与前 4 版相比，《诊疗方案试行第五版》补充了"无症状感染者也可能成为传染源"。无症状感染者是指核酸检测结果为阳性，但没有症状或有轻微不适的确诊病例。这类病例是最容易被忽略的群体，因此也成为新冠肺炎快速扩散蔓延的原因之一。

2. 传播途径 《诊疗方案试行第五版》明确接触传播也是主要的传播途径之一。《诊疗方案试行第六版》在"接触"前增加了"密切"二字，增加了"在相对封闭的环境中长时间暴露于高浓度气溶胶情况下存在经气溶胶传播的可能"。《诊疗方案试行第七版》中增加了"由于在粪便及尿中可分离到新型冠状病毒，应注意粪便及尿对环境污染造成气溶胶或接触传播"。

3. 易感人群 随着疫情的发展，关于婴幼儿、儿童、孕妇等特殊人群感染的报道不断增多，逐渐认识到"人群普遍易感"。

（二）病理改变

根据目前有限的尸检和穿刺组织病理观察结果，《诊疗方案试行第七版》增加了"病理改变"部分，涉及新冠肺炎导致的肺脏、脾脏、心脏、肝脏、胆囊、肾脏等器官的受损。

肺脏是最易受到新冠肺炎病毒侵犯的器官，主要表现为不同程度的实变。肺泡腔内见浆液、纤维蛋白性渗出物及透明膜形成；肺泡隔血管充血、水肿，可见单核细胞和淋巴细胞浸润及血管内透明血栓形成；肺组织灶性出血、坏死，可出现出血性梗死；肺内支气管黏膜部分上皮脱落，腔内可见黏液及黏液栓形成。

（三）临床特点

1. 临床表现 临床潜伏期目前表述为"潜伏期1~14天，多为3~7天"。《诊疗方案试行第七版》新增了部分儿童及新生儿病例症状可不典型，表现为呕吐、腹泻等消化道症状或仅表现为精神弱、呼吸急促。《诊疗方案试行第六版》《诊疗方案试行第七版》中重症患者增加了患者可出现多器官功能衰竭。

2. 实验室检查 病原学检查除采用RT-PCR方法外，《诊疗方案试行第七版》新增了NGS方法。《诊疗方案试行第七版》新增了血清学检查：新型冠状病毒特异性IgM抗体、IgG抗体。

（四）诊断标准

在《诊疗方案试行第五版》中湖北省的诊断标准中增加了临床诊断分类，即对于疑似病例具有肺炎影像学特征者，即可诊断为临床诊断病例；湖北省以外其他省份分为"疑似病例"和"确诊病例"两类。

《诊疗方案试行第六版》诊断标准取消了湖北省和湖北省

以外其他省份的区别，统一分为"疑似病例"和"确诊病例"两类。《诊疗方案试行第七版》确诊病例新增了血清学依据。

（五）临床分型

《诊疗方案试行第二版》和《诊疗方案试行第三版》没有进行临床分型，但明确了重症病例和危重症病例的诊断标准。《诊疗方案试行第四版》分为普通型、重型和危重型3类。《诊疗方案试行第五版》分为轻型、普通型、重型和危重型4类。《诊疗方案试行第六版》《诊疗方案试行第七版》临床分型不变，新增儿童重型的诊断标准。《诊疗方案试行第七版》新增重型、危重型临床预警指标。

（六）鉴别诊断

前5版诊疗方案中，新冠肺炎主要需与流感病毒、副流感病毒、腺病毒、呼吸道合胞病毒等其他已知的病毒性肺炎相鉴别，还需与支原体肺炎、衣原体肺炎、细菌性肺炎等相鉴别，需依靠病原学检测来区分。

《诊疗方案试行第六版》《诊疗方案试行第七版》提出，新型冠状病毒感染轻型表现需与其他病毒引起的上呼吸道感染相鉴别；新冠肺炎主要与流感病毒、腺病毒、呼吸道合胞病毒等其他已知病毒性肺炎及肺炎支原体感染相鉴别。

（七）疑似病例

在《诊疗方案试行第五版》中，对于疑似病例者应当立即进行单间隔离，尽快采集标本进行病原学检测。《诊疗方案试行第六版》删除了"疑似病例"的排除标准。《诊疗方案试行第七版》增加了疑似病例连续两次新型冠状病毒核酸检测阴性（采样时间至少间隔24小时）且发病7天后新型冠状病毒特异性抗体 IgM 和 IgG 仍为阴性可排除疑似病例诊断。

（八）出院标准

《诊疗方案试行第七版》将"解除隔离或出院标准"改为"出院标准"，删除了"解除隔离"。除体温恢复正常、呼吸道症状明显好转、肺部影像学显示急性渗出性病变明显改善外，将之前的标准中第 4 条呼吸道标本采样时间"至少间隔 1 天"改为"至少间隔 24 小时"。

第八节　核酸检测与 CT 检查

核酸检测即 RT-PCR，是新型冠状病毒主要的检测方式，检测标本为鼻咽拭子、痰、下呼吸道分泌物、血液、粪便，主要标本为痰液或气管插管患者采集下呼吸道分泌物，标本采集后尽快送检。但检测结果仍存在滞后性或报道中的"假阴性"，原因在于核酸检测技术受制于感染病程、取样方法、检测试剂、判读标准等。另外，人体在感染病毒后，体液中病毒的含量、分布与症状严重程度是否呈正相关尚不明确。

胸部 CT 是一种常规的、非侵入性的成像方式，具有高精度和高速度的特点。几乎所有新冠肺炎患者在疾病过程中都具有特征性的 CT 特征。此外，约 60% 的病例在首次 RT-PCR 阳性之前（或平行于）具有典型的符合新冠肺炎的 CT 特征，并且几乎所有患者在初次阳性的 RT-PCR 结果之前或 6 天内都有初次阳性的胸部 CT。这表明 CT 成像在疑似病例的早期发现中非常有用。

美国食品药品监督管理局（FDA）提示，核酸检测阴性结果并不能够排除新型冠状病毒感染，而且这些检测结果不应作为治疗或患者管理决策的唯一依据。基于湖北疫区的诊疗现状，CT影像特征被纳入国家卫健委发布的《新型冠状病毒感染的肺炎诊疗方案（试行第五版）》，作为湖北疫区临床诊断的依据。

根据《新型冠状病毒肺炎的放射学诊断：中华医学会放射学分会专家推荐意见（第一版）》，放射学检查作为新冠肺炎诊断的主要手段之一，放射学诊断的价值在于病变检出、判断病变性质、评估疾病严重程度，以利于临床进行分型。临床实践观察可以表现如下：①新型冠状病毒核酸检测阳性，但是首次放射学检查阴性，复查时则发现肺内有异常表现；②无症状，但是有接触史，CT平扫发现肺内病变，后经新型冠状病毒核酸检测阳性证实；③有流行病学史，肺内有明显的病变，新型冠状病毒核酸检测前几次阴性，最终为新型冠状病毒核酸检测阳性。

目前临床情况比较复杂，在这个特定时间段，放射学检查发现有异常，需要紧密结合其他相关疾病的临床特点，在排除流感、支原体感染等疾病后，至少需要进行1次，甚至多次新型冠状病毒核酸检测。目前对于确诊病例的放射学复查时间窗尚无确切的依据，根据对已有病例的观察并结合武汉临床经验，建议：①临床表现典型、新型冠状病毒核酸检测阳性的初诊患者，初诊胸部CT阴性，推荐3～5天后复查胸部CT，观察有无病变出现；②临床表现不典型，放射学表现具有病毒性肺炎特点的临床诊断病例，除了应该反复进行新型冠状病毒核酸检测之外，推荐5～7天后复查胸部CT，观察病变的消长；③确诊病例的非危重症患者，推荐5～7天后复查胸部CT，观察病变的消长。若检查频次太多，需要注意患者接受辐射剂量问题。对于危重症患者，床旁摄片的检查次数则根据临床需要进行确定。

第 1 章 疫情背景及临床基础

新型冠状病毒核酸检测阳性是诊断新冠肺炎的金标准，新冠肺炎具有一定的影像学 CT 特征，将核酸检测与 CT 检查相结合更有助于新冠肺炎的临床准确判断，同时 CT 检查可作为排查疑似患者的重要手段。HRCT 对于检出病灶的敏感度较高，甚至早于临床症状和核酸检测，应当发挥 CT 检查在临床的早期筛查、早期诊断及监测治疗效果中的优势，通过识别新冠肺炎 CT 的早期影像学特征，为临床提供相关决策依据，达到早诊断、早控制、早治疗的目的，有效遏制疫情发展。

参 考 文 献

国家卫生健康委员会. 关于印发新型冠状病毒感染的肺炎诊疗方案(试行第三版)的通知.(2020-01-22).[2020-01-23]. http://www.nhc.gov.cn/yzygj/s7653p/202001/f492c9153ea9437bb587ce2ffcbee1fa.shtml.

国家卫生健康委办公厅，国家中医药管理局办公室. 关于印发新型冠状病毒感染的肺炎诊疗方案(试行第四版)的通知.（2020-02-01）.[2020-02-03]. http://www.nhc.gov.cn/yzygj/s7653p/202001/4294563ed35b43209b31739bd0785e67.shtml.

国家卫生健康委办公厅，国家中医药管理局办公室. 新型冠状病毒肺炎诊疗方案(试行第六版).（2020-02-18）.[2020-02-20]. http://www.nhc.gov.cn/yzygj/s7653p/202002/8334a8326dd94d329df351d7da8aefc2.shtml?from=timeline.

国家卫生健康委办公厅，国家中医药管理局办公室. 新型冠状病毒肺炎诊疗方案(试行第七版).（2020-03-04）.[2020-03-07]. http://www.nhc.gov.cn/yzygj/s7653p/202003/46c9294a7dfe4cef80dc7f5912eb1989.shtml.

国家卫生健康委员会. 2020 年 2 月 4 日 24 时新型冠状病毒感染的肺炎疫情最新情况.（2020-02-05）.[2020-02-06]. http://www.nhc.gov.cn/xcs/yqtb/202002/17a03704a99646ffad6807bc806f37a4.shtml.

国家卫生健康委员会. 新型冠状病毒感染的肺炎诊疗方案(试行第五版)解读.（2020-02-04）.[2020-02-10]. http://www.nhc.gov.cn/yzygj/s7652m/202002/

e84bd30142ab4d8982326326e4db22ea.shtml.

王雨竹, 陈辉, 张进军, 2020. 新型冠状病毒感染的肺炎诊疗方案的更新与变化. 中华急诊医学杂志, 29(3): 307-310.

中华人民共和国国家卫生健康委员会. 中华人民共和国国家卫生健康委员会公告(2020 年第 1 号). (2020-01-20). [2020-02-27]. http://www.gov.cn/zhengce/zhengceku/2020-01/21/content_5471164.htm.

Chen N, Zhou M, Dong X, et al, 2020. Epidemiological and clinical characteristics of 99 cases of 2019 novel coronavirus pneumonia in Wuhan, China: a descriptive study. Lancet, 395(10223): 507-513.

Ren LL, Wang YM, Wu ZQ, et al, 2020. Identification of a novel coronavirus causing severe pneumonia in human: a descriptive study. [published online ahead of prinf, 2020Feb11]. Chin Med J(Engl).

World Health Organization.Coronavirus disease 2019 (COVID-19) Situation Report-38. (2020-02-28). [2020-02-29]. https://www.who.int/docs/default-source/coronaviruse/situation-reports/20200227-sitrep-38-covid-19.pdf.

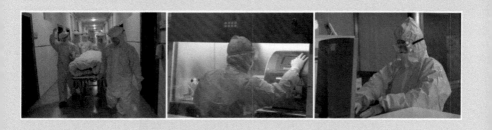

第 2 章　CT 检查技术标准和流程

第一节　检查区域整体布局

为加强新冠肺炎医院感染的预防与控制工作，避免不必要的交叉感染，放射科做好检查区域整体布局至关重要，有条件的医院应针对确诊或疑似新冠肺炎的患者设立专用 CT 设备。若医院只有一台 CT 设备，可以把普通患者与疑似患者分开检查，在进行疑似新冠肺炎患者检查前，分流和疏散普通 CT 检查患者和家属，务必做好医务人员及患者的防护，规范检查，正确消毒，待机房空气消毒 30 分钟后才能进行普通患者的 CT 检查。放射科同时需要做好污染区、潜在污染区、清洁区的划分。放射科工作人员采取正确的消毒、隔离与检查步骤，做好医务人员防护措施，有效降低医院内的传播风险。

（一）放射科检查专用设备区分

CT1：专用于确诊、疑似新型冠状病毒感染者检查。
CT2：用于发热或者解除隔离患者检查。

其他 CT：用于普通患者检查。

（二）放射科内设置污染区、潜在污染区和清洁区

1. 污染区　患者直接接触的诊疗区域。其包括登记室、放射（CT 及 DR）机房、运送过道、候检大厅。
2. 潜在污染区　患者未直接接触，但存在被污染风险的区域。其包括技术操作间。
3. 清洁区　没有被污染的区域。其包括诊断室、休息室、值班室、会议室。

放射科布局见图 2-1。

第二节　发热门诊机房布局

1. 污染区　放射 DR 机房、患者隔离室、运送过道。
2. 潜在污染区　医务人员脱隔离衣区域。
3. 清洁区　医务人员休息室、专用通道。

发热门诊机房布局见图 2-2。

第三节　检 查 流 程

一、确诊、疑似新冠肺炎患者的胸部 CT 扫描流程

（一）人员准备

1. A 技术员负责操作电脑，不进入机房。防护措施：戴一次性医用帽、医用外科口罩，穿一次性隔离衣，戴一次性乳胶手套，严格执行手卫生。

第2章 CT检查技术标准和流程

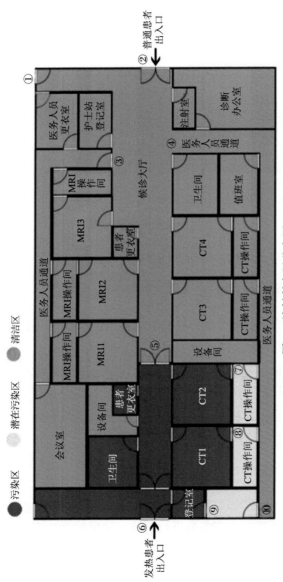

图2-1 放射科布局分布图

①医务人员出入口；②普通患者出入口；③、④医务人员通道；技术员通道进入各自机房工作；⑤大厅防护门：疫情期间关闭，隔离污染区与普通患者候诊大厅；技术员由此登记室后带领患者进入CT1或CT2机房检查；⑦、⑧CT1、CT2机房内部防护门：疫情期间关闭，技术员B任登记室登记后领患者不进人机房，相应操作间技术员从此进人污染区；⑨、⑩污染区通道；技术员B由此进出污染区，两门之间⑦～⑨区域为潜在污染区，技术员B在此区域脱去污染防护用品后经⑩进入清洁区

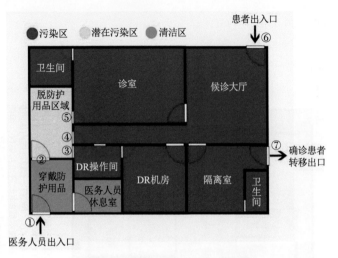

图 2-2 发热门诊机房布局分布图

①医务人员出入口；②潜在污染区出入口；③、④、⑤污染区出入口：医务人员可根据实际需要经此 3 门由潜在污染区直接进入诊室或候诊大厅通道或 DR 操作间；⑥患者出入口；⑦确诊患者转移出口：隔离室内患者在必要时经此出口进行转移以减少发热门诊其他区域风险，亦可作为必要时消毒隔离室的出入口

2. B 技术员负责患者摆位，机房消毒。防护措施：戴一次性医用帽、医用外科防护口罩/N95 口罩，穿一次性防护服，戴一次性乳胶手套、护目镜或者防护面罩，穿一次性鞋套，严格执行手卫生。

3. 机房准备：B 技术员铺设一次性中单，等离子空气消毒仪常开。

（二）患者进入机房后操作

1. 患者进入机房后，B 技术员指导患者摆正体位。
2. A 技术员选择相应参数进行扫描，完成检查。

（三）扫描结束后操作

1. B 技术员进入机房辅助患者离开机房，消毒设备，更换一次性中单，准备下一例患者检查。

2. A 技术员完成图像传送，结束检查。

注意事项：原则上先进行疑似新冠肺炎患者扫描，再进行确诊新冠肺炎患者扫描；若遇确诊新冠肺炎患者需要急诊检查，先进行确诊新冠肺炎患者扫描，扫描后一定要严格按照要求做好消毒工作，再进行疑似新冠肺炎患者扫描。确诊、疑似新冠肺炎患者的胸部 CT 扫描流程见图 2-3。

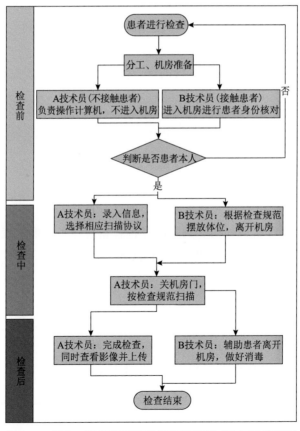

图 2-3　确诊、疑似新冠肺炎患者的胸部 CT 扫描流程图

二、发热或解除隔离患者的胸部 CT 扫描流程

（一）人员准备

1. A 技术员负责操作计算机，不进入机房。防护措施：戴一次性医用帽、医用外科口罩，穿一次性隔离衣，戴一次性乳胶手套，严格执行手卫生。

2. B 技术员负责患者摆位，机房消毒。防护措施：戴一次性医用帽、医用外科防护口罩/N95 口罩，穿一次性防护服，戴一次性乳胶手套、护目镜或防护面罩，穿一次性鞋套，严格执行手卫生。

3. 机房准备：B 技术员铺设一次性中单，等离子空气消毒仪常开。

（二）患者进入机房后操作

1. 患者进入机房后，B 技术员指导患者摆正体位。
2. A 技术员选择相应参数进行扫描。
3. 完成检查后 A 技术员对图像进行查看，若肺部有感染征象，在告知诊断医师初步判断图像符合新冠肺炎影像学表现时，患者不能离开机房，同时应上报职能部门。

（三）扫描结束后操作

1. B 技术员进入机房辅助患者离开机房，消毒设备，更换一次性中单，准备对下一例患者进行检查。
2. A 技术员完成图像传送，结束检查。

发热或解除隔离患者的胸部 CT 扫描流程见图 2-4。

第 2 章 CT 检查技术标准和流程

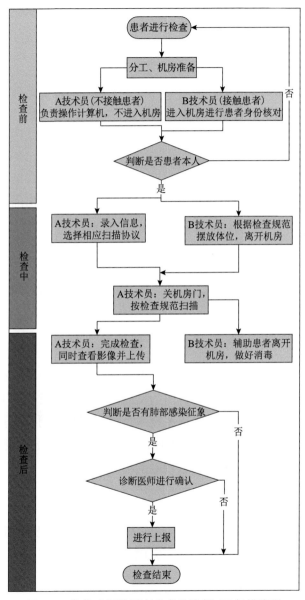

图 2-4 发热或解除隔离患者的胸部 CT 扫描流程

三、规范检查

（一）提前通知

疑似或确诊新冠肺炎患者行影像学检查前，申请检查科室应提前通知放射科做好接诊准备。

（二）检查前准备

放射科技师准备好影像学检查设备，并做好消毒准备，按规定做好个人防护，对候诊大厅人员进行疏散，留出隔离区。

（三）技术员准备

技师应两人分工合作，A技术员不进入机房，不与患者直接接触，负责操作室相关工作；B技术员进入机房，负责机房内相关工作。

（四）检查中的注意事项及规范

在检查过程中，技术员与患者必须全程戴好口罩。在保证安全的前提下，可以让能自由活动的年轻患者自己上、下床，B技术员操作控制扫描床，A技术员进行扫描序列选择。扫描后预判图像，确保一次检查成功，如果图像符合新冠肺炎表现，应该上报职能科室，患者进行隔离治疗。

（五）检查后消毒

影像检查结束后，B技术员进入机房进行设备及地面消毒，按照流程脱去个人防护装备，完成个人和设备的消毒。

（六）废弃防护用品的处理

弃用的防护用品须按医疗垃圾及时处理，严格按照流程操作。

第四节 防控等级

一、放射诊断检查中的感染防控等级

一般防护：适用于放射诊断室、后处理室、信息管理室、会议室、办公室等远离患者场所的工作人员。戴一次性医用帽、一次性医用外科口罩，穿工作服，注意手卫生。

一级防护：适用于非发热患者的预检分诊、登记处、取片处、普通放射检查室等区域的工作人员。戴一次性医用帽、一次性医用外科口罩（接触有流行病学史患者时戴N95型或以上等级医用防护口罩），穿工作服（接触有流行病学史患者时加穿隔离衣），必要时戴一次性乳胶手套，严格执行手卫生。

二级防护：适用于发热门诊、感染门诊、呼吸门诊、隔离病房、专用放射检查室等场所对疑似和确诊患者进行放射检查的近距离操作人员。戴一次性医用帽、N95型或以上等级医用防护口罩、护目镜或防护面屏、一次性乳胶手套，穿医用防护服（在隔离病房时加穿隔离衣）、一次性鞋套或靴套，严格执行手卫生。

三级防护：适用于相对封闭环境中长时间暴露于高浓度气溶胶情况下，如吸痰、呼吸道采样、气管插管和气管切开等有可能发生患者呼吸道分泌物或体液的喷射或飞溅时；为疑似或确诊重症患者进行放射检查的近距离操作人员。在二级防护基础上，加戴防护面屏、护目镜、全面型呼吸防护器或正压式头套，严格执行手卫生。

防护用品见图2-5～图2-9。

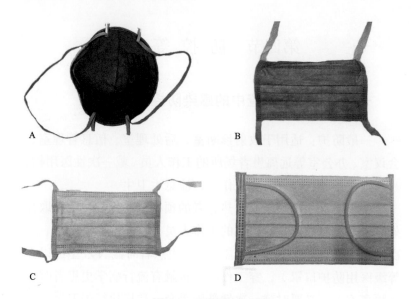

图 2-5 不同类型口罩

A. N95 口罩；B. 一次性普通口罩；C. 绑带式一次性外科口罩；D. 耳挂式一次性外科口罩

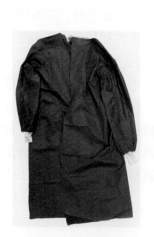

图 2-6 一次性隔离衣

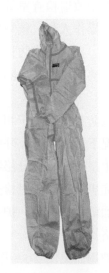

图 2-7 医用防护服

第2章 CT检查技术标准和流程

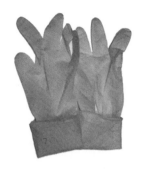 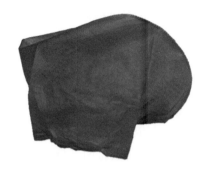

图 2-8　一次性橡胶外科手套　　图 2-9　一次性医用帽

二、放射工作人员的感染防控基本要求

在工作中与新冠肺炎患者发生直接接触的放射技师、诊断医师、护士、登记人员、护工,属于风险度高的一线人员,需要强化自我防护意识,必须接受医疗机构的重点培训。医院感染管理科要为放射科工作人员(特别是放射技师、护士)制订放射检查中的感染防控制度,放射工作人员必须熟练掌握新型冠状病毒感染防控的知识、方法与技能,并遵照执行。

所有放射科工作人员要求熟练掌握以下内容:
(1)不同岗位的感染防控级别、各防护用品的使用方法。
(2)个人、设备、场所消毒的方法和要求。
(3)医院及科室的疫情工作防控小组成员和任务。
(4)各种相关的应急预案。
(5)发热、疑似和确诊患者影像学检查的工作流程。
(6)感染防控用品的规范使用、穿脱顺序和相关要求。
(7)七步洗手法。
(8)工作场所的感染防控分区及防控要求。

三、放射技师的感染防控

（一）专用机房的放射技师

放射技师熟记所在工作场所的感染防控分区，机房与操控间的门常闭，严格按照防控要求在相应区域内工作，不得违规穿越或混淆分区界限而造成污染，降低交叉感染风险。

专用机房实行两名技师工作制，一名技师负责操控台的操作，建议应由高年资技师或有一定诊断经验的技师担任。另一名为摆位技师，负责机房内患者的摆位，有可能与患者近距离接触，属于在污染区内工作，必须严格执行二级防护。为疑似或确诊重症患者进行放射检查需近距离搬动患者等操作时，摆位技师可执行三级防护。同时应尽可能地避免与患者近距离面对面的交谈，除了摆位以外，应与患者保持1.5m以上的距离。为了减少患者之间的交叉感染，每例患者均单独使用一张一次性防水隔离单，不能多例患者使用同一张一次性防水隔离单。每次触碰患者后立即用速干消毒液进行手卫生消毒。

控制台操作技师应根据实际情况确定防护等级。若专用机房用于发热患者的筛查，控制台操作技师则可执行一级防护；若专用机房是为疑似和确诊患者设置时，则必须执行二级防护。

（二）发热门诊工作的放射技师

发热门诊工作的放射技师需严格执行二级防护，戴双层手套，每次触碰患者前后立即用速干消毒液进行手卫生消毒。

移动DR检查时应先做好患者信息登记与录入、预设摄影参数、调整球管位置等操作的准备工作，最后让患者按摄影体位设计的要求给予配合，快速完成检查。检查完成后，对移动DR设备进行擦拭消毒。

如为固定DR和CT设备时，技师的感染防控要求按专用放射机房技师的防护要求执行。

（三）隔离病房工作的放射技师

隔离病房工作的放射技师需严格执行二级防护，戴双层手套，加穿一次性隔离衣。为疑似或确诊重症患者进行放射检查需近距离搬动患者等操作时，可执行三级防护。

移动 DR 检查时应先做好患者信息登记与录入、预设摄影参数、调整球管位置等操作的准备工作，最后让患者按摄影体位设计的要求给予配合，快速完成检查。检查完成后，对移动 DR 设备进行擦拭消毒。

隔离病房的放射工作人员应专职固定，建议为男性放射技师，在医院专门的隔离区域内工作和生活。一个工作周期结束后进入专用隔离区进行医学观察 14 天，观察期结束后无异常则可恢复正常工作和生活。

四、护理人员的感染防控

放射科护理人员的主要工作包括为患者预埋留置针，部分患者因病情需要进行对比剂注射或患者紧急情况需要抢救时，操作护士需要直接接触患者，必须执行二级防护。为疑似或确诊重症患者行近距离接触操作时可执行三级防护。

五、登记处或取片处等其他场所的工作人员及诊断医师感染防控

登记处或取片处等场所的工作人员，执行一级防护。若因工作环境需要而加强感染防控时，可加穿隔离衣和（或）佩戴护目镜/防护面屏。

放射诊断医师执行一般防护，当进入相关场所或与患者接

触时执行相应的防护级别。

六、疑似或确诊患者的管理

疑似或确诊患者必须由专人陪同来做放射检查，全程佩戴一次性医用外科口罩等防护用品，并使用专用机房检查，走专用通道。

放射科做好患者的精细化预约检查工作，缩短患者在放射检查场所的等待时间，使患者到达放射科至完成检查后出放射科的总时间最小化，尽可能减少患者之间的交叉感染机会。

根据患者具体情况，在保证安全的前提下，放射技师可利用机房内的智能摆位系统、智能升降床系统等在操作台控制检查床的升降及进出。利用机房内对讲系统对患者进行指令性指导，如呼吸屏气等配合训练等。扫描结束后，立即移出检查床，嘱患者离开机房，减少在检查室内的停留时间。

检查中若发现可疑病例，立即通知诊断医师进行确认。信息科对 PACS 系统进行优化，以最快的速度将扫描获得的影像传送完成，诊断人员尽可能通过 PACS 系统完成影像判读，减少接触机会。若是支持疑似病例影像学表现，则立即依程序上报，并进行机房地面、设备和空气消毒，摆位技师更换个人防护用品，严格执行手卫生，并进行消毒。

七、放射机房消毒措施

（一）影像设备的消毒

发热门诊和操作机房设备首选 2000mg/L 的含氯消毒液擦拭消毒，不耐腐蚀的设备使用 75%乙醇溶液擦拭消毒（于每例患者做完检查后执行设备消毒）。普通机房设备可用 250～

500mg/L 的含氯消毒液擦拭消毒，或者使用含乙醇的一次性消毒湿巾，清洁消毒一步完成，每天至少 2 次。遇污染时随时消毒，有肉眼可见污染物时应先使用一次性吸水材料清除污染物，然后常规消毒。

（二）地面的消毒

发热门诊和检查机房地面使用 2000mg/L 的含氯消毒液消毒。普通机房可用 250～500mg/L 的含氯消毒液消毒，有肉眼可见污染物时应先使用一次性吸水材料完全清除污染物后再消毒，每天至少 2 次，遇污染时随时消毒。

（三）空气管理和消毒

对检查过疑似患者或确诊患者的机房每天进行终末消毒。操作中可使用循环空气消毒机持续消毒，终末使用过氧化氢空气消毒机喷雾消毒，或者无人状态下持续使用紫外线照射消毒，每次 60 分钟，每天 3 次。

（四）医疗废物的管理

患者所有的废弃物应当视为感染性医疗废物，严格依照《医疗废物管理条例》和《医疗卫生机构医疗废物管理办法》管理，检查过疑似患者或确诊患者的工作人员的防护用品应在做完检查后直接丢弃于医疗废物桶内，要求双层封扎、标识清楚、密闭转运。

第五节　CT 图像质量

CT 检查为新冠肺炎影像学诊断的最重要的手段之一，其在病变检出、判断病变性质、评估疾病严重程度和临床分型中有着不可替代的地位。因此，保证CT图像质量对防治新冠肺炎疫情扩散有着重要的意义。通常设备功能完善、性能良好、验收合格的CT机是优质图像的前提条件，但是良好的设备并不意味着就能获得高质量和满足诊断要求的CT图像，获取优质图像，除设备因素外，还需要从以下多个环节进行质量控制。

1. 抑制图像伪影 在CT机检测指标合格的情况下，尽管多层螺旋CT（multi-slice helical CT，MSCT）扫描速度快，可以极大地缩短扫描时间，在一次屏气时间内即可完成全肺扫描，但其受外环境因素影响，可能产生锯齿状、低密度索条状及高密度放射状伪影，因此需要进行质量控制，尽可能地减少图像伪影。去除患者身上带有的金属饰品、扣子、腰带、膏药等高密度物品。同时也要注意擦除机架和床面滴落的造影剂及遗留的小金属物。为避免呼吸引起的阶梯状伪影，扫描前进行呼吸屏气训练，扫描时可运用CT机的自动语音控制系统提示患者呼吸及屏气。对于因各种原因致患者不能自控的移动，需对患者进行合理的固定，包括运用固定块、绑带及其他辅助器材和对陪护人进行制动，必要时使用镇静药。病情危重及屏气困难的患者可适当加大螺距以减少扫描时间，扫描方向选择从肺底到肺尖，减轻呼吸运动伪影。

2. 合理设置扫描参数 扫描参数设置是成像质量好坏的决定性因素，好的扫描参数有助于获取优质的图像，同时也要最大限度地降低对患者的辐射剂量。体位设计：对患者进行正确规范摆位，患者仰卧于检查床上，头先进或脚先进，双手上举交叉抱头。扫描方式的选择：MSCT的扫描方式有轴层扫描和螺旋扫描两种方式。由于螺旋扫描是连续的薄层扫描，速度快，一次屏气即可扫描全肺，同时可提供较好的三维图像重建的容积数据，便于进行各种方式、各个角度的影像重建。因此，对于新冠肺炎患者的扫描，必须选择螺旋扫描方式。扫描范围从肺尖到肺底，包括全肺。层厚和螺距的合理选择是决定数据采集的重要环节，也是影响后处理图像质量的最重要因素。层厚越薄，采集的数据量越大，但噪声增大，图像颗粒变粗，只能通过适当增加X线的剂量来控制由薄层扫描所带来的噪声的增大，保证图像质量。螺距选择越小，图像信息量越多。但如果螺距选择过小，又受到机器性能、球管容量的限制，而且增加辐射剂量；螺距选择过大，会导致Z轴分辨率下降，使重建图像有锯齿状伪影，难以区分各个脏器与病灶。MSCT在层厚、螺距等选择方面相对有较大的灵活性，通过调节探测器的不同组合，使数据量成倍增加而X线剂量不变，但同时也受到上述因素的互相制约。

第六节　CT辐射剂量

随着MSCT的应用和筛查，全国各地新冠肺炎患者的检出率明显提高，CT检查尤其是HRCT对于检出病灶非常敏感，且具有明显影像学特征，已成为新冠肺炎临床前期的筛查、诊断及监测治疗效果中不可替代的一环，尤其在武汉市，由于核酸检测试剂短缺及假阴性的存在，已将CT影像学诊断作为新冠肺炎的临床确诊标准。虽然一次CT检查的X线受照剂量在国际规定的安全范围内，但是我们不能忽略的是X线给人体器官或组织带来的损伤，尤其是致癌、致畸作用更应引起人们的重视。因此，对于需要多次CT复查的患者来说，尽可能地降低接受的辐射剂量显得尤为重要。全世界每年因接受CT检查诱导的各种癌症死亡的患者数以万计，因此CT已经成为医源性放射性损伤的主要源头。儿童较成人敏感，对于单位辐射剂量，成人的致癌风险仅是儿童的 1/4~1/2。电离辐射生物学效应委员会表明，对于接受 100mGy 辐射剂量的 5 岁儿童来说，将会增加 1.2%~1.5%的致癌风险；对于接受一次常规胸部检查的 15 岁女孩来说，将会增加 0.3%患乳腺癌的风险。1997 年，国际放射防护委员会（International Commission on Radio-logical Protection，ICRP）提出了"合理使用低剂量"（as low as reasonably achievable，ALARA）这一新的理念，同时让人们践行实践正当化、辐射防护最优化、个人计量限制值的 X 线活动三原则。

一、降低 CT 辐射剂量、保证图像质量的方法

（一）降低管电压

X 线的质主要是由管电压来决定的，连续 X 线的最短波长公式：$\lambda_{min}=\dfrac{1.24}{kVp}$，单位为 nm。当管电压降低时，X 线波长变长，穿透力弱；当管电压升高时，X 线波长变短，穿透力强。X 线的强度（I）与管电压（U）和管电流（i）的关系：$I=KiU^n$，系数 K 取决于高压整流方式，指数 n 由管电压 U 和线束的滤过条件所决定。若管电流不变，管电压升高，则表面入射剂量和透过的 X 线剂量都明显增加，且前者的增加幅度要显著大于后者的增加幅度，从而导致人体组织的吸收剂量也随之增加，所以适当地减低管电压可以降低辐射剂量。

（二）降低管电流

目前多数研究降低辐射剂量的主要方式是降低管电流。管电流（mA）与曝光时间（s）的乘积反映了 X 线量（mAs）；X 线管阴极灯丝发射电子数量是由管电流的大小决定的。降低

管电流对低对比组织的图像质量影响较大,而对高对比组织的影响较小,适用于肺、骨等高对比器官和组织。

目前最新的 MSCT 中都安装了自动曝光控制装置(automatic exposure control,AEC)。AEC 可以在曝光过程中在保证图像质量的同时根据患者的体型、密度等因素对 X 线量进行自动实时调节,提高 X 线的利用率,减少不必要的 X 线量,既能保证图像质量,又可以降低辐射剂量,体现了射线防护最优化。

(三)增加螺距

螺距(pitch)是指螺旋扫描中 X 线球管每旋转一周,检查床移动的距离和层厚之比。螺距越大,扫描床移动速度就越快,扫描时间就越短,从而患者所受辐射剂量随之也减低。但是通过增大螺距降低辐射剂量的方法,具有一定的局限性,增大螺距会使图像在 Z 轴的空间分辨率下降,也会增加图像噪声,但可以通过管电流自动调节技术对图像噪声进行补偿。

(四)采用迭代重建技术

迭代重建算法的基本原理:首先对 X 线光子分布进行原始估计,在此基础上估算每个投影方向上探测器获得的可能计数(即正投影),再将正投影数据与探测器实际采集的投影数据进行比较,用于更新原始估计数据;不断重复此过程,直至下一次迭代结果无限接近。由于迭代重建时间长、计算复杂,早期迭代重建技术不能满足临床需求,逐渐被淘汰。近年来,由于计算机技术的飞速发展、图像重建方法的不断改进及低剂量成像的要求,迭代重建技术已重新被广泛应用于临床。相对于传统的滤波反投影重建技术(FBP),目前最新的迭代重建技术在降低图像噪声的同时提高了图像质量。

二、影响 CT 辐射剂量的因素

影响 CT 辐射剂量的因素较多，主要是 CT 机技术特性、扫描参数、体位摆放及患者本身因素。

（一）CT 系统技术特性

CT 系统影响辐射剂量的因素有 X 线光谱、过滤器及探测器等，选定的 X 线光谱决定着 CT 剂量，它又与辐射滤过、管电压、噪声等相关。CT 机高滤过装置对降低患者辐射剂量具有重要意义，包括各种过滤器、准直器和防护设计等，其主要作用是滤过无用 X 线，精确限定扫描层面，提供辐射防护；缺点是需要增加管电流来补偿。探测器性能可影响 CT 系统的剂量效率，它的作用是定量采集被检者衰减的 X 线信号，是影响患者辐射剂量的重要因素。

（二）扫描参数

扫描参数主要有管电流（mA）、管电压（kVp）、扫描时间（s）、层厚（mm）、层间距（gap）、螺距及扫描容积。辐射剂量随着管电流、管电压、扫描时间、扫描容积增加而增大，随螺距增大而减小。层厚与剂量的关系：一个完整容积的 CT 检查层厚变化对剂量不产生主要影响，只是间接地影响剂量，如在薄层扫描时，需增加管电流来减少图像噪声。螺距越大，扫描时间越短，辐射剂量越低，常规螺距为 1.0～1.5。

（三）患者因素

患者因素包括患者的身高、肥胖度、病变部位及病变特点，以及 CT 扫描中患者配合程度。患者的身高和肥胖度影响着扫描容积的大小，从而影响累积剂量；解剖部位和病变的特点决定是否需要多期扫描,从而影响辐射剂量的多少。CT 扫描时,若患者不配合或配合欠佳,需要重扫、补扫等,是增加辐射剂量的一个重要因素。

(四)体位摆放

体位摆放也是影响辐射剂量的一个重要因素。若患者体位不正,导致扫描区域增加,从而增加了辐射剂量,但这一问题可以通过规范化操作、摆放标准体位来解决。

第七节　CT 后处理技术

CT 图像后处理是将原始薄层的横轴位图像以二维或三维图像形式再现的过程。它从多方位和多角度为影像专业和临床医师提供了更完整、更直观且内容丰富的反映人体内部组织器官解剖结构与病变情况的影像学信息。肺部常用的 CT 后处理技术包括多平面重组(multiplanar reconstruction,MPR)、最大密度投影(maximum intensity projection,MIP)、最小密度投影(minimum intensity projection,Min-IP)、CT 仿真内镜(computed tomography virtual endoscopy,CTVE)、容积再现(volume rendering,VR)和胸部三维可视化技术等。

(一)多平面重组

MPR 是从原始横轴位薄层图像重组为人体相应组织器官任意层面(如冠状面、矢状面、横轴面和斜面)的二维图像的后处理方法。MPR 适用于显示全身各个系统组织器官的形态学改变,对病灶各个不同角度、不同平面连续显示,使病灶的形态显示更全面、更具体直观。新冠肺炎患者的 CT 常规横断面图像，结合 MPR 冠状面和矢状面及任意角度重建的图像，可以从多角度、多方位显示病灶形态、结构等，有助于做出精准诊断（图 2-10）。

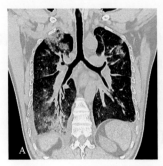
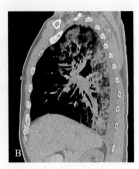

图 2-10　冠状面、矢状面重建图像可见两肺多发感染性病变，伴扩张的支气管，以右肺更显著

（二）最大密度投影

MIP 是利用容积数据中在视线方向上密度最大的全部像元值成像的投影技术之一。其可以使用任意方向投影，可以较真实地反映组织的密度差异，清晰地显示对比剂强化的血管形态、走行、异常改变和血管壁的钙化程度及分布范围等（图 2-11）。

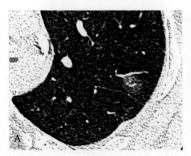
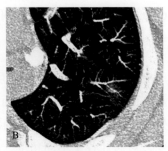

图 2-11　薄层 MIP 重建结节内血管穿行

（三）最小密度投影

Min-IP 是利用容积数据中在视线方向上密度最小的像元值成像的投影技术之一。由于人体内的组织器官中气道和经过特殊处理（清洁后充气）的胃肠道等的 CT 值最低（-1000HU），有利于显示肺气肿、支气管扩张等病变（图 2-12）。

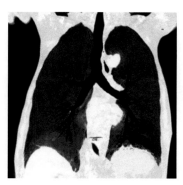

图 2-12　Min-IP 重建显示左下肺基底段肺气肿

（四）CT 仿真内镜

CTVE 是通过识别中空器官的壁与相邻组织之间的密度差，再根据所提取 CT 值的范围用大量的微小多边形生成仿真空腔图像。目前，CTVE 主要用于鼻腔、鼻窦、气管、支气管、胆道、输尿管、膀胱、结肠等中空器官病变的显示（图 2-13）。

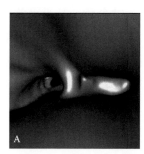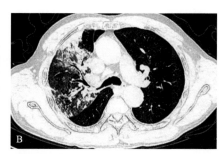

图 2-13　右肺上叶支气管异物伴阻塞性肺炎

（五）容积再现

VR 主要算法特点是利用采集矩阵中容积数据的全部体元，由灰阶梯度法根据每个像元光源的方向和强度进行遮盖，以不同颜色表达不同的像元值，针对每个像元值调整其透过度。VR 是目前 MSCT 三维图像后处理中最常用的技术之一（图 2-14）。

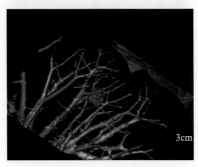

图 2-14　VR 成像直观显示肿块在肺内的空间分布

（六）胸部三维可视化技术

胸部三维可视化技术是在胸部 CT 影像数据的基础上，将骨骼、肺、血管、支气管、结节和肿瘤等目标的形态和空间分布等进行三维成像，应用了目前最新的人工智能技术（artificial intelligence，AI）。它能快速定位病灶位置及相对组织间的关系，并计算病灶体积、肺内占比，量化关键参数。其为术前的准确诊断、手术方案个体化规划和手术入路选择提供了决策依据，显著提高了临床医师的识别和诊断、跟踪病情变化的效率和精度，为疫情防控、病例筛查提供了更有效的工具（图 2-15，图 2-16，参见彩图 2-15）。

第 2 章 CT 检查技术标准和流程

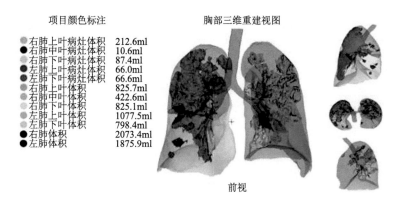

图 2-15 影像 AI 的胸部三维可视化视图

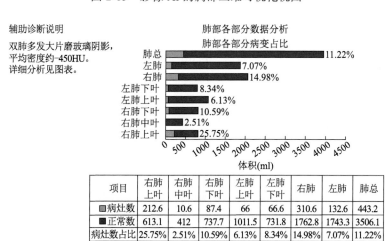

项目	右肺上叶	右肺中叶	右肺下叶	左肺上叶	左肺下叶	右肺	左肺	肺总
病灶数	212.6	10.6	87.4	66	66.6	310.6	132.6	443.2
正常数	613.1	412	737.7	1011.5	731.8	1762.8	1743.3	3506.1
病灶数占比	25.75%	2.51%	10.59%	6.13%	8.34%	14.98%	7.07%	11.22%

图 2-16 肺部各部分数据分析和辅助诊断

诊断为双肺多发大片磨玻璃阴影

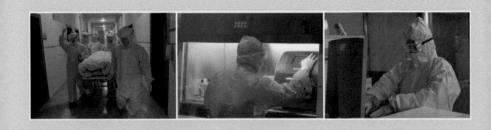

第3章 CT早期征象解析

第一节 早期表现综述

一、概述及临床表现

新冠肺炎目前主要的传染源是新型冠状病毒感染的患者,无症状感染者也可能成为传染源。传播途径主要是呼吸道飞沫传播和密切接触传播。新型冠状病毒的潜伏期多为3~7天。发病早期最常见的症状为发热,体温超过38℃,热型以稽留热或弛张热为主;还有乏力、头痛、肌肉关节酸痛等全身症状和干咳、胸闷、呼吸困难等呼吸道症状,部分病例可有腹泻等消化道症状。

二、实验室检查

新冠肺炎早期外周血常规特点是白细胞总数正常或减低,淋巴细胞计数正常或减低,其中白细胞总数及淋巴细胞总数正常者相对多见,降钙素原一般都正常。

三、病原学检查

病毒的核酸检测是诊断新型冠状病毒的金标准，标本的采集种类如下：

（1）上呼吸道标本：包括咽拭子、鼻拭子、鼻咽抽取物、深咳痰液。

（2）下呼吸道标本：包括呼吸道抽取物、支气管灌洗液、肺泡灌洗液、肺组织活检标本。

（3）血清：应尽量采集急性期血清，建议使用真空采血管。

核酸检测方法：①实时荧光 RT-PCR 检测新型冠状病毒核酸阳性；②病毒基因测序，与已知的新型冠状病毒高度同源。

四、病理基础

根据既往病毒性肺炎提示，磨玻璃密度影产生的机制是大量病毒颗粒到达肺部皮层小叶，引起肺泡间隔毛细血管扩张充血、肺泡腔内液体渗出和小叶间隔间质水肿；铺路石征的产生机制及主要的病理改变为肺间质中小叶间隔及小叶内间质组织水肿增厚；血管增粗征的产生机制是血管通透性升高，引起相应的血管扩张，也有学者认为炎性刺激导致血管周围间质水肿、增厚，但血管本身的走行正常；结节伴晕征提示病灶中心实变影多为肺泡腔内聚集大量富细胞渗出液，显示为实性密度灶，其周围肺泡亦见渗出，可能包含炎症细胞、蛋白质、纤维素等，形成"膜状物"，从而形成磨玻璃密度阴影；空气支气管征早期主要累及肺泡和周围间质，支气管无明显受累，实变肺组织内可见含气支气管正常穿行，未见明显狭窄和扭曲。

五、影像学表现

新冠肺炎的诊断主要依据流行病学特征、临床表现、胸部影像和实验室检查结果诊断。但是有些患者的流行病学特征不明确，临床表现不具有特异性，并且核酸检查时间较长，存在假阴性。因此，应用胸部CT对新冠肺炎做出早期诊断就格外重要。早期对新冠肺炎肺部CT做出诊断不仅可以加速治疗、促进早期患者隔离，而且还有助于及时实施公共卫生监督、遏制和应对疫情。新冠肺炎患者大多数具有一定的CT早期影像学特征，典型表现为两肺多发胸膜下类圆形或楔形磨玻璃病灶，沿支气管血管束分布，或长轴与胸膜平行，可见铺路石征及血管增粗征，少见支气管壁增厚，极少见树芽征及胸腔积液。

（1）发病部位：多为纵隔旁及两肺胸膜下，病灶以肺外围背侧为主，以两肺下叶为著，与胸膜常紧贴，病灶分布从外周逐步向中央扩展，类似"反蝶翼征"。

（2）病灶形态：以三种类型为主，即多叶多灶分布病灶（图3-1）、单叶片状病灶（图3-2）和孤立性类圆形病灶（图3-3），也可表现为胸膜下长条带状影（图3-4）。

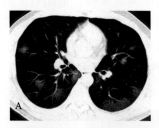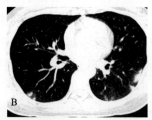

图3-1　多叶多灶分布病灶

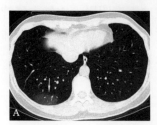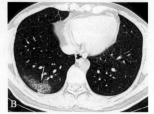

图3-2　单叶片状病灶

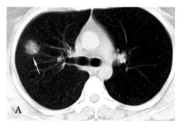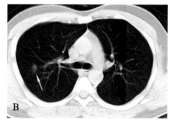

图 3-3 孤立性类圆形病灶

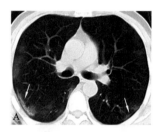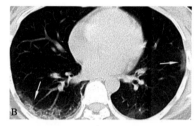

图 3-4 胸膜下长条带状影

（3）磨玻璃影：表现为纯磨玻璃影、混合磨玻璃影或亚实性磨玻璃影改变（图 3-5）。

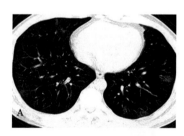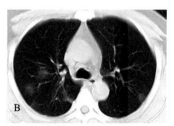

图 3-5 磨玻璃影

（4）磨玻璃影内血管增粗征：血管增粗征是在磨玻璃影内部清晰显示血管走行，部分血管管径增粗，甚至比近端更粗（图 3-6）。

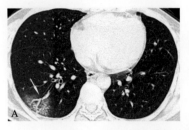 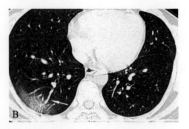

图 3-6　磨玻璃影内血管增粗征

（5）空气支气管征：实变肺组织内可见含气支气管正常穿行，未见明显狭窄和扭曲，少部分病例可见支气管壁增厚，管腔通畅（图 3-7）。

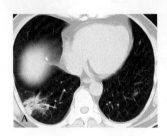 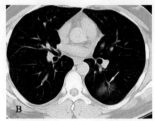

图 3-7　空气支气管征

（6）磨玻璃影内铺路石征：磨玻璃影内可见细网格状阴影，类似铺路石状，称为细网格征或铺路石征（图 3-8）。

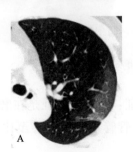 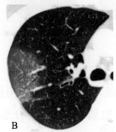

图 3-8　铺路石征

（7）结节伴晕征：实性结节病灶周围出现磨玻璃密度影（图 3-9）。

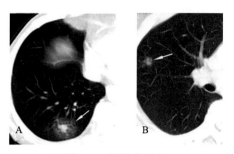

图 3-9　结节伴晕征

（8）胸膜下长条带状影：长轴与胸膜平行病灶沿着胸膜下呈长条带状分布，一般不引起胸膜增厚。

（9）阴性表现：无肺部其他疾病者，新冠肺炎早期病灶内部未见明显空洞和肺气囊形成，极少见到树芽征，未见明显纵隔和肺门淋巴结肿大，未见胸膜增厚和胸腔积液。

第二节　进展期表现综述

一、概述及临床表现

进展期是新冠肺炎的关键时期，这个时期是早期向重症期转变的转折点，进展期的病情进展变化较快，必须在肺部病灶有向进展期转变的苗头时及时做出临床判断，并给予相应治疗才能从疾病动态变化的过程中获得更多、更合适的治疗机会。进入进展期患者一般胸闷、气闭的症状更加明显。

二、实验室检查

外周血白细胞数、中性粒细胞数增加，白细胞数、中性粒细胞数增加的现象在新冠肺炎死亡患者中明显，而在好转康复的新冠肺炎病例中则很少出现，这可能是进展期转归的一项重要指标，而在进展期外周血淋巴细胞进行性减少，D-二聚体水平可以升高，因 D-二聚体水平的高低与静脉系统血栓有很大的关系，因此临床工作中血常规的变化在一定程度上能帮助我们预测哪些患者可能面临更大的风险。

三、病原学检查

进展期的病原学检查的假阴性率明显减低，因为进展期病毒复制的数量更多，但是需要警惕进展期的实验室指标及核酸检测结果与影像学不同步现象，这种现象就是症状消失、核酸检测阴性，但影像学表现反而加重。

四、病理基础

此期根据既往病毒性肺炎病理学机制为肺泡腔内聚集大量富细胞渗出液、间质内血管扩张渗出，二者均导致肺泡及间质水肿进一步加重，纤维素样渗出经肺泡间隔将每个肺泡连通起来形成融合态势。早期属于病毒复制期，进展期及重症期是免疫病理损伤期，进展期的肺部病灶变得不规则、范围扩大、融合是宿主对肺部的全身免疫介导损伤所致。与新型冠状病毒导致肺泡水肿的机制相似，肺泡水肿可能通过一种不依赖于强烈炎性细胞浸润的机制导致。新型冠状病毒的刺突蛋白与人血管紧张素转换酶 2 受体结合，导致该酶表达减少，导致血管紧张素 II 降解减少。血管紧张素 II 水平升高反过来导致肺水肿加重。

五、影像学表现

1. 多表现为肺内磨玻璃病灶数量增多，密度增高，范围扩大，可累及多个肺叶。

2. 原有磨玻璃影或实变影可融合或部分吸收，融合后病变范围和形态常发生变化，不完全沿支气管血管束分布。

3. 双肺实变影增多，呈片状或条索状密度增高影，其内可出现支气管充气征。

4. 部分病变范围融合扩大，呈楔形、扇形、大片状、弥漫性密度增高影，呈双侧非对称性。

5. 支气管血管束增粗，病灶进展及变化迅速，短期内复查形态变化大，需要警惕向重症期进展。

6. 当新冠肺炎患者在影像上进入进展期时，将 CT 表现与实验室指标相结合能够对患者的病情动态变化进行更好的把控，做出最合适的治疗，从而遏制肺炎向重症期发展。

六、病例展示

患者 CT 影像学表现见图 3-10、图 3-11。

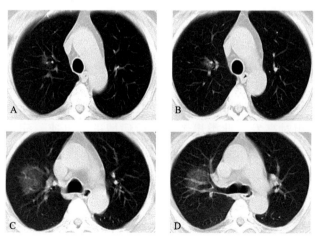

图 3-10　患者，男性，57 岁，新冠肺炎早期至进展期

A、B. 肺窗 CT 轴位示右肺上叶局限性斑片状磨玻璃密度影，表现为早期病变；C、D. 1 周后复查 CT 示两肺内多发斑片、磨玻璃病灶，病灶内局部血管影增粗，提示病变从早期进入进展期

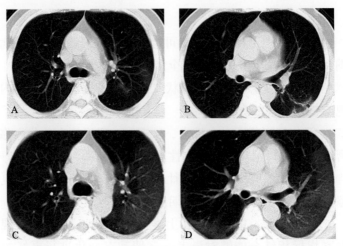

图 3-11 患者，男性，52 岁，新冠肺炎早期至进展期

A、B. 左肺内散在斑片、条状影及磨玻璃密度影，表现为早期病变；C、D. 左肺内大片状磨玻璃密度影，另新出现右肺内磨玻璃病灶，提示病变从早期进入进展期

第三节 重症期表现综述

一、概述及临床表现

此次新型冠状病毒感染疫情 80% 都是轻型患者，有 10%～20% 的患者可进展为重型及危重型，以老年人及合并基础性疾病者相对高发。此类患者感染后病情进展迅速，病情重，易引起严重或危重呼吸系统症状，如急性呼吸窘迫综合征（ARDS）等，预后差，死亡率明显升高，截至目前，死亡病例中 60 岁以上老年人占比大于 80%。此外，妊娠期患者，尤其是妊娠中晚期患者对病毒性呼吸系统感染的炎症应激反应明显升高，病情进展快，易转变为重症；青少年多为轻型及普通型患者，重型和危重型少见。重症期患者病情常在数日内迅速进展，出现呼吸窘迫、低氧血症、呼吸衰竭、休克或

合并其他器官衰竭等危重症,甚至死亡。重型患者表现为明显的持续性呼吸困难和(或)低氧血症;危重型患者快速进展为 ARDS、脓毒症休克、难以纠正的代谢性酸中毒、凝血功能障碍及多器官功能衰竭等。

目前《新型冠状病毒肺炎诊疗方案(试行第七版)》增加了成人及儿童进展为重型、危重型的临床预警指标。成人临床预警指标包括外周血淋巴细胞进行性下降,外周血炎症因子进行性上升,乳酸进行性升高,肺内病变在短期内迅速进展。儿童临床预警指标包括呼吸频率增快,精神反应差、嗜睡,乳酸进行性升高,影像学显示双侧或多肺叶浸润、胸腔积液或短期内病变快速进展者,3月龄以下的婴儿或有基础疾病、有免疫缺陷或免疫力低下者。

二、实验室检查

部分患者肝酶、乳酸脱氢酶、肌酶和肌红蛋白含量升高;部分危重者可见肌钙蛋白含量升高。多数患者 C 反应蛋白和红细胞沉降率升高;降钙素原正常;严重者 D-二聚体水平升高,外周血淋巴细胞进行性减少等;重型、危重型患者常伴有外周血炎症因子如 IL-6、C 反应蛋白进行性上升;乳酸进行性升高。

三、病理基础

重症期病理学改变以弥漫性间质性改变为背景,小叶及小叶内间隔广泛增厚。受累的终末细支气管病变进展累及周围肺实质及整个肺小叶,并向邻近的多个肺小叶蔓延。纤维素样渗出经肺泡间隔将每个肺泡连通起来形成融合态势,肺泡间隔内存在大量炎性细胞浸润,此时气道分泌物增多,阻塞小气道引起节段性肺不张,后期小气道可出现纤维化致气道狭窄。弥漫性肺泡损伤，肺泡壁塌陷，肺容积可缩小；肺泡内出血、水肿，肺泡腔内出现浆液、肺泡上皮，纤维蛋白性渗出物及透明膜形成。肺泡腔内聚集大量细胞渗出液、间质内血管扩张渗出，二者均导致肺泡及间质水肿进一步加重。患者出现严重缺氧，主要是肺间质受侵出现纤维化，透明膜形成，缺氧进行性加重。老年人、有基础性疾病患者及免疫低下者可快速进展为ARDS。

四、影像学表现

1. 两肺内大片状混合磨玻璃影（GGO）合并相邻肺组织实变多见。分布于胸膜下的病灶常形成扇形或楔形高密度影；分布于肺门旁的病灶可以"蝠翼征"多见。

2. 病变持续性进展，以进展期病变为基础向周围肺小叶蔓延，多个小叶性病变逐步融合并伴有新发病灶，表现为病灶进一步增多、范围扩大，部分融合，形成双肺多发或广泛分布的形态不规则的大片状磨玻璃密度阴影及实变影。

3. 病灶密度进一步增高，实性成分增多，磨玻璃影与实变影或条索影共存，可见晕征或反晕征。

4. 混合磨玻璃影伴发实变病灶内可见充气支气管征、血管增粗征和支气管壁增厚。

5. 可有"马赛克"样灌注、间质性改变，网格样或蜂窝状小叶间隔增厚，少数可呈"白肺"表现。

6. 可出现胸腔积液，纵隔淋巴结肿大非常少见。

7. 后期可逐渐出现肺结构扭曲等机化或纤维化表现。

五、病例展示

患者CT影像学表现见图3-12～图3-16。

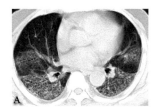
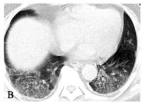

图 3-12 患者,男性,79 岁,新冠肺炎重症期

两肺多发网格状及蜂窝样小叶间隔增厚伴大片状磨玻璃影,铺路石征,磨玻璃影与实变影共存

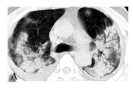
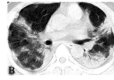
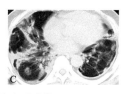

图 3-13 患者,男性,47 岁,新冠肺炎重症期

两肺弥漫性病变,以实变为主,合并磨玻璃影伴条索影,内见空气支气管征,沿支气管血管束或背侧、肺底胸膜下分布为主,空气支气管征合并小叶间隔增厚,伴少量胸腔积液

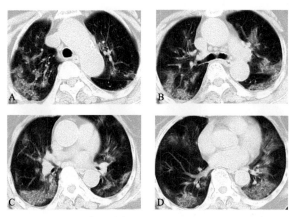

图 3-14 患者,女性,77 岁,新冠肺炎重症期

两肺多发胸膜下网格样小叶间隔增厚伴大片状磨玻璃密度影,两肺下叶片状影内可见铺路石征及空气支气管征

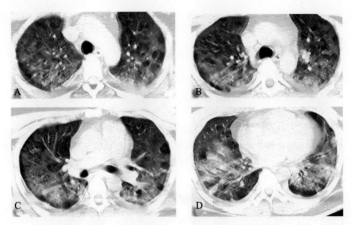

图 3-15 患者,男性,32 岁,新冠肺炎重症期

两肺内弥漫性病变,呈"白肺"表现,磨玻璃影与实变影共存,以实变影为主,伴条索影及空气支气管征

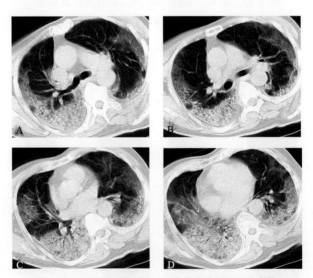

图 3-16 患者,男性,72 岁,新冠肺炎重症期

两肺内弥漫性病变,以实变影为主合并多发磨玻璃影,可见空气支气管征伴小叶间隔增厚,部分实变或结构扭曲影内可见支气管扩张

第四节 消散期表现综述

一、概述及临床表现

消散期一般出现于发病后 2~3 周,消散期机体防御功能逐渐增强,肺脏逐渐恢复其自身的结构和功能,体温下降,干咳减少,肺功能改善,影像学表现可同步或晚于临床症状。

二、影像学表现

1. 病灶边界逐渐转清晰,密度减低,实变吸收后期可出现磨玻璃密度影。
2. 病变范围进一步缩小,病灶数量减少。
3. 原肺实变影复张,混合磨玻璃病变密度减低并逐渐消失,肺泡及周围间质渗出物被机体逐步吸收,此转归过程中可出现晕征和反晕征等表现,病变后期可完全吸收消失。
4. 部分混合磨玻璃病灶完全吸收或转为高密度实变伴纤维化,部分迁延性病灶逐步机化,可残留纤维条索影。

三、病例展示

患者 CT 影像学表现见图 3-17~图 3-19。

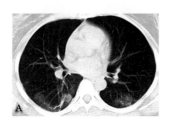
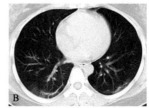

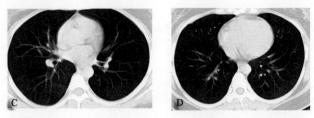

图 3-17 患者，女性，32 岁，新冠肺炎进展期至消散期

A、B. 肺窗 CT 轴位示两肺下叶外带胸膜下有条片状高密度影，以 GGO 为主伴条状实变影；C、D. 10 天后复查 CT 显示两肺下叶病灶明显吸收，GGO 密度减低呈淡片影，条状实变影消失

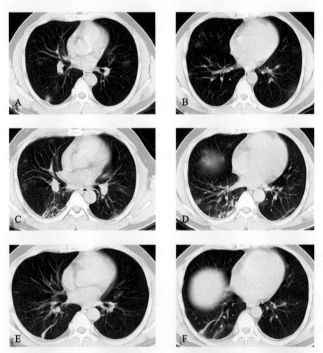

图 3-18 患者，男性，42 岁，新冠肺炎早期至消散期

A、B. 早期显示两肺散在斑片状磨玻璃影，以胸膜下分布为主；C、D. 进展期显示肺内病变进展，病灶增多、范围扩大，累及多个肺叶；E、F. 消散期显示肺内病灶吸收好转，范围缩小，数量减少，磨玻璃影与条索影共存

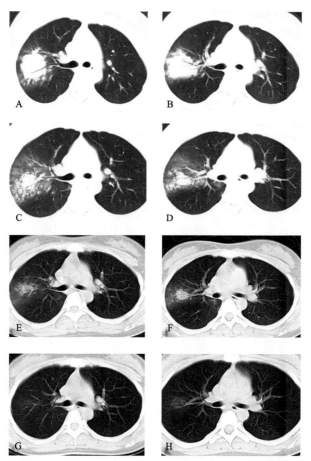

图 3-19 患者，女性，21 岁，新冠肺炎的消散过程

A、B. 首次肺窗 CT 显示右肺上叶团块样实变影，内见充气支气管征，周围局部磨玻璃影，边界模糊；C~F. 两次肺窗 CT 显示右肺上叶团片影实变成分逐渐减少，密度逐渐变淡，周围见晕状磨玻璃密度影；G、H. 消散期病变明显吸收，原肺实变影已完全复张

第五节 早期影像演变与临床、病理

在早期，新冠肺炎胸部 X 线检查多无异常发现，核酸检测阳性的普通型患者 HRCT 多表现为两肺胸膜下分布单发或多发

斑片状、条带状、类圆形磨玻璃影，部分可有实变，两肺下叶背侧多发的磨玻璃影多见，胸膜下条片状影长轴与胸膜平行，也可表现为非常淡薄的磨玻璃阴影，沿支气管血管束生长，以肺小叶为单位，其内可见血管增粗征、细网格征等间质性改变，实变阴影内可见空气支气管征。进展期病灶范围增大、数目增多、密度增高，可见磨玻璃阴影、实变影、结节伴晕征、反晕征、铺路石征等多种性质的病变共同存在，由外周向中央推进，也可出现此消彼长的特点。大部分病灶2周后开始吸收，有少数患者可进展为重症期，CT表现为两肺弥漫性大片实变影、磨玻璃影，呈"白肺"表现，可合并少量胸腔积液。

新型冠状病毒传染性极强，能迅速在人与人之间传播，美国Jason S.McLellan研究组发现，新型冠状病毒的S蛋白结合人体ACE2（宿主细胞受体血管紧张素转化酶2）的亲和力要远高于SARS-CoV的S蛋白（10~20倍），感染人的呼吸道上皮细胞及其他器官细胞。感染新型冠状病毒后，人体内ACE2水平下降甚至缺失。根据以往SARS病理推测，新冠肺炎早期，新型冠状病毒累及呼吸道被覆上皮，导致肺泡上皮和支气管内膜水肿，而肺泡内渗出和水肿少，引起早期咳嗽而少痰，特别是肺泡细胞产生损伤，导致弥漫性肺泡细胞变性、坏死、脱落，临床出现病毒血症，如发热、寒战、干咳等症状。重症患者多在发病1周后出现呼吸困难或低氧血症，严重者快速进展为呼吸窘迫综合征、脓毒症休克等，可能是病毒进一步导致肺泡毛细血管通透性增强，表现出弥漫性肺淤血、肺水肿、肺泡壁透明膜形成，因此可出现ARDS。少部分新冠肺炎患者的密切接触者，临床无症状，早期咽拭子核酸检测阴性，但排查中CT表现为斑片状磨玻璃影，这类患者也具有传染性，可能是由于病毒定植于肺泡和呼吸性细支气管上皮。另外，临床分型中轻型患者，表现为临床症状轻微，核酸检测阳性，影像学未见肺炎表现，推测可能是病毒感染了支气管上皮，且释放的病毒浓度较低或其体质对该病毒引起的炎症反应敏感性低，此类患者具有较强的传染性。

在《新型冠状病毒肺炎诊疗方案（试行第七版）》中首次增加了病理改变。2020年1月27日，中国人民解放军总医院第五医学中心（302医院）王福生院士带领的团队对首例新冠肺炎死亡患者进行了微创病理检查。2月18日由国际著名医学学术期刊《柳叶刀-呼吸医学杂志（中文版）》[The Lancet Respiratory Medicine（Chinese version）]在线发表全球首例新冠肺炎患者病理报告。有报道称，肺部总体病理改变与SARS和MERS相似，肺部表现为弥漫性肺泡损伤和肺透明膜形成，符合ARDS（图3-20）。该样本肺组织学检查显示双侧弥漫性肺泡损伤伴纤维黏液性渗出。右肺组织表现为明显的肺泡上皮脱落和肺透明膜形成，提示ARDS。左肺组织表现为肺水肿和肺透明膜形成，提示早期ARDS。双肺间质内均可见以淋巴细胞为主的单核细胞炎性浸润。肺泡腔内见浆液、纤维蛋白渗出物及透明膜形成，渗出细胞以单核细胞和巨噬细胞为主，易见多核巨细胞。电镜下支气管黏膜上皮和肺泡Ⅱ型上皮细胞胞质内可见到新型冠状病毒颗粒。

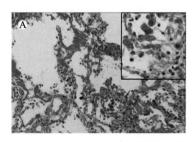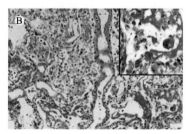

图3-20 新冠肺炎重症期ARDS病理表现

A. 右肺组织的病理学表现；B. 左肺组织的病理学表现

图片来自《柳叶刀-呼吸医学杂志（中文版）》

新冠肺炎 CT 早期征象与鉴别诊断

根据目前有限的尸检和穿刺组织病理结构，再结合以往 SARS 的病理及影像分析，可能是冠状病毒颗粒微小，通过气流到达细支气管以下区域，即周边的肺皮层小叶，侵犯肺泡上皮，导致肺泡壁损伤，肺泡间隔毛细血管充血、水肿，人体自身免疫调动，免疫细胞大量聚集形成以小叶为基本单位的影像学表现，所以早期是以间质为主的磨玻璃影，可见肺泡 II 型上皮细胞增多。少部分患者早期呈大片状实变影，可能与病毒浓度高及机体对该病毒引起的炎症反应强烈有关，病理表现为肺泡损伤伴纤维黏液性渗出。随着病情进展，病变数目迅速增多、范围扩大，沿着支气管血管束从周围向中央推进，同时向周围小叶蔓延，但是因为胸膜阻挡，所以病灶向两侧及近端蔓延，主要向两侧蔓延，长轴且与胸膜平行，多个小叶融合且不按肺叶段分布走行，胸膜下的肺皮层小叶呈扇形或楔形，肺门旁的肺髓质小叶形成"蝠翼征"。部分患者呈现空气支气管征，未见明显狭窄和扭曲，说明病毒主要累及外周间质，支气管影响不大，且无坏死、黏液少。当病灶由渗出向增生转变时，说明免疫力占优势，病情在好转。一般新冠肺炎 CT 表现很少出现树芽征、支气管壁增厚、纵隔淋巴结肿大、胸腔积液，新冠肺炎本身不会形成空洞，除非合并细菌感染，或在原先含气囊腔基础上并发磨玻璃影。发展到重症期，CT 表现为大范围肺组织密度增高实变，少数呈"白肺"征象，根据既往病理学机制提示肺泡腔有大量纤维素性渗出。肺泡壁塌陷，肺泡内可出现明显的肺泡上皮脱落和肺透明膜形成，出现 ARDS，影像学表现为大片状实变和伴发混合 GGO，其内可见空气支气管征，双侧胸腔可见少量积液。消散期，病灶开始修复机化，大量的纤维组织细胞增生，边界变得清晰，肺内病灶向纤维化演变、好转。

多数新冠肺炎患者发病时症状较轻，部分患者在没有基础疾病的情况下，病情可突然加重，甚至死亡。有学者提出了"细胞因子风暴"（cytokine storm）的理论，即病毒感染机体后，机体产生了过多的细胞因子造成过度反应。细胞因子风暴实际上是一种求助信号，目的是让免疫系统瞬间快速反应，用自杀式的攻击杀伤病毒，但也导致机体血管及器官组织和细胞损伤，血管通透性增强，渗出血液和血浆，触发免疫系统对自身的猛烈攻击。细胞因子风暴还会引发一氧化氮的大量释放，这种物质会进一步稀释血液并破坏血管。所有这些因素综合起来，把血压降到了危险的水平，导致组织缺氧、低血压、多器官功能障碍和弥散性血管内凝血，因此推测细胞因子风暴可以导致肺及多器官损伤及功能衰竭，这可能是新冠肺炎患者病情突然加重和死亡的主要原因。

第六节　早期不典型案例解析

各类病毒性肺炎由于受宿主的免疫状态和不同病毒病原体的病理生理学基础的影响，CT影像表现多种多样，影像特征存在相互重叠，需要结合流行病学史及临床资料进行综合分析判断。根据临床观察20%～30%的新冠肺炎患者CT影像表现不典型，很难甚至无法与其他肺部病变进行鉴别，因此，正确认识早期不典型征象，对于新冠肺炎患者早诊断、早隔离、早干预、早治疗，以减少病毒的传播扩散、缩短疫情的时间、改善患者的预后，具有重要的防控意义和诊疗价值。

一、早期单发孤立小结节

病例1：患者，男性，46岁，鼻塞头痛1天，无发热。发病第1天CT检查示右肺上叶实性小结节，见空气支气管征及周围晕征（图 3-21A）；第 3 天示右肺上叶结节增大，密度更实，边界清楚，可见空气支气管征（图 3-21B）。

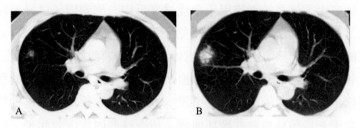

图 3-21　单发孤立结节病灶进展

解析：早期单发的实性小结节，可见空气支气管征，短期内 2~3 天进展迅速，可能是新型冠状病毒感染导致肺泡细胞变性坏死脱落、肺泡水肿、局灶性出血，机体对病毒的反应以水肿改变占优势，早期肺泡内也可充满黏液样纤维渗出物。早期病变的密度和范围存在快速变化的特点，以此来鉴别其他病变。

病例 2：患者，男性，31 岁，间断性发热、干咳 6 天，曾在家口服连花清瘟及奥司他韦，发病第 6 天首次 CT 检查示右肺上叶胸膜下类圆形混合磨玻璃结节（图 3-22），中央见结节状实变。

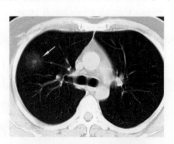

图 3-22　混合磨玻璃结节

病例 3：患者，男性，45 岁，发热、干咳、乏力 5 天，发病第 5 天首次 CT 检查示左肺下叶胸膜下亚实性类圆形磨玻璃结节（图 3-23）。

第 3 章 CT 早期征象解析

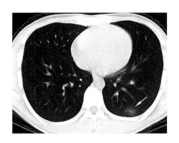

图 3-23 亚实性磨玻璃结节

解析：病例 2 及病例 3 早期均表现为小叶中心实性结节，周围围绕磨玻璃密度影，可能是病毒攻击小叶中心性间质，即小叶中心肺动脉和细支气管，所以是类圆形实性结节，并向壁外间质、周围肺泡间质蔓延，形成结节周围磨玻璃样改变，即结节伴晕征或亚实性结节。

二、早期条带状实变影，不与胸膜长轴平行

病例 4：患者，男性，48 岁。发热、干咳 7 天，既往有高血压、高脂血症病史，实验室检查白细胞计数正常，淋巴细胞计数降低，C 反应蛋白水平升高。发病第 7 天示两肺下叶条带状密度增高影，不与胸膜长轴平行，边界清楚（图 3-24A）；第 12 天示病变进展，两肺可见多发斑片状实变影、大片状磨玻璃影，并可见条带状纤维灶（图 3-24B）。

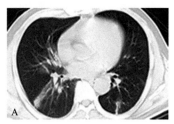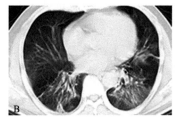

图 3-24 条带状实变影

解析：两肺下叶可见条带状密度增高实变影，边界清楚，单纯依靠早期 CT 影像难以诊断。短期动态观察，原右肺下叶条带状实变影吸收，残留少许纤维灶，其他部分病变进展，出现大片状、斑片状磨玻璃影，同时可见纤维组织增生。肺内病变此消彼长，后来出现的病灶变化规律和起初病变类似，可能是部分肺组织炎症反应滞后或机化所致。

三、早期大片实变影、磨玻璃影合并胸腔少量积液

病例 5：患者，男性，32 岁。发热 7 天，呼吸困难 2 天，既往有高血压病史。首次 CT 检查示两肺下叶大片状实变影及斑片状磨玻璃影，右侧胸腔少量积液。间隔 3 天复查，病变明显进展，两肺可见弥漫实变影及磨玻璃影（图 3-25）。

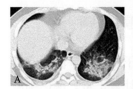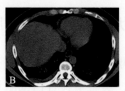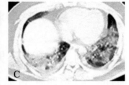

图 3-25　弥漫实变影、磨玻璃影

解析：早期两肺可见大片实变影、磨玻璃影，伴有胸腔少量积液，多见于老年人及患有基础疾病者。极少部分患者在没有基础疾病或一般情况还可以的情况下，病情可突然加重，出现急性呼吸窘迫综合征或多器官功能衰竭，可能与细胞因子风暴有关，即病毒感染机体后机体产生了过多的细胞因子，造成过度反应。本例患者为年轻男性，早期两肺可见大片状实变影及磨玻璃影，可能与病毒浓度高或患者体内细胞因子风暴有关。

四、早期树芽征改变、支气管壁增厚

病例 6：患者，男性，47 岁。发热、干咳、乏力 5 天，发

病第 5 天 CT 检查示右肺多发磨玻璃结节及树芽征改变，右肺中叶胸膜下片状磨玻璃影，右下支气管壁增厚（图 3-26）。

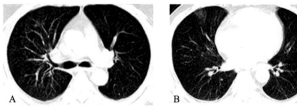

图 3-26　树芽征

解析：树芽征反映的是小叶中心性细支气管及周围的炎症，病理基础是终末细支气管、呼吸性细支气管、肺泡导管被黏液、脓液等阻塞形成，并伴有细支气管扩张、细支气管壁增厚及细支气管周围炎。在新冠肺炎患者中相对少见，新型冠状病毒主要攻击细支气管、肺泡，以间质为主，此可能是由于病毒颗粒小，随气流进入细支气管以下，引起细支气管周围的间质增厚，肺泡壁水肿，形成 GGO 及树芽征。病毒对支气管影响不大，且无坏死，黏液少，因此我们看到的支气管壁增厚，可能由支气管周围间质增厚所致。

五、CT 早期影像表现阴性，核酸检测阳性

病例 7：患者，男性，44 岁。发热半天，血常规未见异常，核酸检测阳性，发病第一天 CT 检查示未见异常（图 3-27）；间隔 5 天复查 CT 仍未见异常，核酸检测阴性。

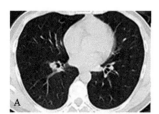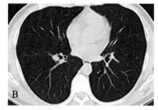

图 3-27　正常 CT 表现

解析： 少数患者有轻微症状，核酸检测阳性，肺部影像未见异常，可能是病毒感染了支气管上皮，且释放的病毒浓度较低或其体质对该病毒引起的炎症反应敏感性低，此类患者具有较强的传染性。

第七节　早期常见征象解析

一、铺路石征

（一）定义

本征象表现以磨玻璃密度影为背景，表现为重叠小叶间隔增厚和小叶内的线状影，也就是在磨玻璃病灶内部可见细网格状阴影，类似铺路石状，称为铺路石征或细网格征。

（二）病理

铺路石征的主要病理改变为间质性病变，表现为小叶间隔及小叶内间质组织水肿增厚。其可能原因：①新冠肺炎早期主要累及周围间质内的小叶内间质，引起小叶内间质组织水肿增厚，表现为细网格、小网格征；②由内部血管网增多造成。

（三）CT征象

在胸部薄层CT或HRCT上表现为呈地图状分布的、重叠有网状的光滑细线影的散在或弥漫的磨玻璃影，好似由石头或水泥块铺成的小路（图3-28，参见彩图3-28）。CT征象构成包括磨玻璃密度影与网格影叠加，呈斑片状或弥漫状分布

(图 3-28D~F)。这种网格线可反映外围间质、间隔间质增厚或纤维化,也可由肺泡内渗出物沉积引起。

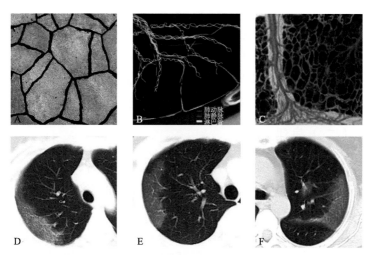

图 3-28 铺路石征或细网格征

A. 铺路石征示意图;B. 正常肺次级肺小叶、小叶间隔和小叶核心的示意图;C. 镜下解剖病理图;D~F. 肺窗 CT 轴位示胸膜下广泛分布的磨玻璃密度影及网格状密度增高影

(四)临床意义

CT 上的铺路石征是一个非特异性的征象,可见于肺水肿、肺部感染(细菌性、病毒性、肺孢子虫、支原体)、肺出血、急性间质性肺炎、急性呼吸窘迫综合征、放射性肺炎、肺泡蛋白沉积症及弥漫性浸润性腺癌等,由于不同疾病有各自临床特点,在诊断时还应结合不同疾病中的病变分布特点、病史和临床表现等诊断线索进行征象分析和鉴别。新型冠状病毒颗粒小,病毒颗粒随呼吸进入气道和肺,早期多累及小叶细支气管以下的远端支气管周围间质,造成周围间质的小叶间隔及小叶内间质组织水肿增厚,这也就解释了在早期或进展期比较多见的胸膜下的铺路石征或细网格征。

二、血管增粗征

（一）定义

血管征广义上的定义是肺内病灶与肺内血管的关系，常见的征象包括血管包埋征、血管集束征、血管充血征、血管推挤征。血管增粗征类似于血管征中提到的血管充血征，是在 CT 检查中亚实性病灶内部清晰显示粗大的走行血管。

（二）病理

血管增粗征的血管均为肺内本身就有的血管，大多为肺动脉，部分为肺静脉，这些血管由于肺内病变的发生导致了正常血管的一些异常改变。炎性结节"血管征"主要表现为血管进入、增粗、增多，不同于肿瘤性病变的血管征，其与恶性肿瘤的区别主要是血管无破坏。新冠肺炎的血管增粗征的病理改变可能为：①血管通透性升高，引起相应的血管扩张；②炎性刺激，血管周围间质水肿、增厚，但血管本身的走行正常。

（三）CT 征象

血管增粗征是在亚实性病灶内部清晰显示的较高密度的粗大走行血管，部分血管管径增粗明显，甚至比近端更粗（图 3-29）。

（四）临床意义

血管增粗征是肺内病灶对局部血管造成了病理性改变，可见于炎性病变或肿瘤性病变。就新冠肺炎而言，血管增粗征多提示病变处血管通透性升高，血管继发性的扩张或炎性局部刺激均引起血管周围间质水肿、增厚。

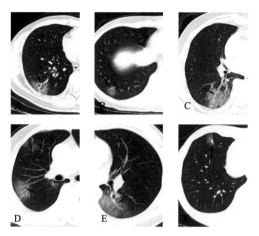

图 3-29 血管增粗征

A~C. 肺窗 CT 轴位示右肺下叶斑片状混杂磨玻璃样密度影,其内见增粗血管影(箭头);D~F. 肺窗 CT 轴位示右肺上叶、左肺下叶及右肺中叶斑片状混合磨玻璃样密度影,其内见增粗血管影(箭头)

三、结节伴晕征

(一)定义

晕征是指在影像学上较结节或肿块影密度低的环绕在其周围的磨玻璃影,边缘模糊。

(二)病理

许多感染和非感染疾病均可形成伴有出血的肺结节,其病理基础是病灶周围炎性反应、血管闭塞和出血性梗死及大量炎性细胞浸润等。新冠肺炎的结节伴晕征在病理上多表现为肺泡腔内聚集大量富细胞渗出液,显示为实性密度灶,其周围肺泡亦见渗出,可能包含炎性细胞、蛋白质、纤维素等,形成"膜状物",从而形成磨玻璃密度影。

(三）CT 征象

结节伴晕征多是结节或肿块影的中心密度稍高，边缘密度稍低，病灶周围被一圈淡薄的云雾样的磨玻璃样阴影环绕，呈晕圈样改变，边缘模糊（图 3-30）。

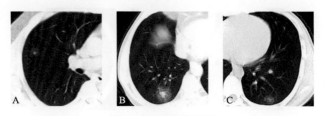

图 3-30 结节伴晕征

肺窗 CT 轴位示右肺上叶、右肺下叶及左肺下叶的亚实性结节，中央呈高密度改变，周围环绕磨玻璃样密度影

（四）临床意义

晕征可见于多种肺部疾病，最早是用于描述局灶性侵袭性曲霉菌病灶周围出血的征象，可见于合并肺出血的结节、肿瘤，或见于炎症进展过程的某个时期。结节伴晕征并无特异性，多见于感染性病变，如真菌、病毒感染等，新冠肺炎的结节伴晕征多由大量炎性细胞浸润、血管闭塞和出血等原因所致。而富含血管的肿瘤因其血供丰富而形成出血性结节，最有可能是继发于易碎的肿瘤血管组织的病灶周围出血所致，如绒毛膜癌转移、黑素瘤等，也可见于其他原因，如腺癌局部浸润等。

四、空气支气管征

（一）定义

在病变的肺组织区域中见到透亮的支气管影，称为空气支气管征。

（二）病理

空气支气管征的显示主要是支气管周围肺组织因各种原因所致气体含量减少,肺组织密度升高,而此时病变肺组织中的支气管内气体无明显减少,两者形成密度对比而成。新冠肺炎多提示病毒侵犯上皮细胞,造成相应支气管周围炎性渗出或支气管管壁的炎性水肿、增厚,但一般不引起细支气管阻塞。

（三）CT 征象

胸部 CT 图像显示,在含气少的密度较高病变的背景上见到含气的支气管,通畅含气的支气管在肺泡实变高密度区内表现为管腔内低密度充气轮廓（图 3-31）。

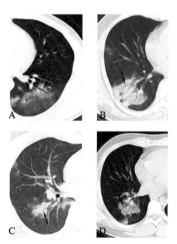

图 3-31　空气支气管征

A. 肺窗 CT 轴位示左肺下叶混合磨玻璃密度影,其内见充气支气管影,支气管壁光整,走行正常（箭头）；B~D. 肺窗 CT 轴位示右肺下叶斑片状磨玻璃样密度影、实变影,其内见充气支气管影（箭头）

（四）临床意义

空气支气管征的最常见原因是肺炎和肺泡型肺水肿,间质纤维化和某些肿瘤也可产生空气支气管征，虽然肿瘤常是实性肿块，但淋巴瘤和弥漫性浸润性腺癌的特征也与空气支气管征相关。不同疾病的空气支气管征可有不同的 CT 影像特点。根据支气管改变的形态及部位基本可以分为两类，一是支气管本身如管腔、管壁的局部改变；二是支气管树形态、走行的整体改变。管腔若有变化，多为扩张、狭窄和闭塞，或者合并存在；支气管管壁的改变，表现为管壁毛糙、僵直。在综合分析充气支气管的改变时，发现多种征象之间存在着一定的相关性，如支气管走行柔软时，通常其管腔很少改变，其管壁也很光整；而当管腔既有狭窄又有扩张时，支气管的走行很僵直；不同类型空气支气管征的 CT 征象对病变的鉴别诊断有一定的价值。

而对于新冠肺炎，病毒感染早期主要累及肺泡和周围间质，支气管无明显受累，实变肺组织内可见含气支气管正常穿行，未见明显狭窄和扭曲，病变进展少部分病例可能会看到支气管壁水肿、增厚，但管腔通畅，而晚期病变可以出现支气管牵拉、扭曲及扩张征象。

五、胸膜下透亮征

（一）定义

胸膜下透亮征为位于胸膜下的病灶与胸膜之间的窄带状或线状的弧形透亮影，长轴与胸膜走行一致。

（二）病理

新型冠状病毒颗粒小，病毒颗粒随呼吸进入气道和肺，早期多累及小叶细支气管以下的远端支气管周围间质，造成周围间质的小叶间隔及小叶内间质组织水肿增厚，这部分淋巴引流方向为胸膜下及小叶间隔，病灶继续向胸膜下及两侧小叶间隔周围弥漫,外围有胸膜阻挡,病灶多紧贴胸膜,沿着两侧小叶间隔边缘走行,易形成与胸膜平行的胸膜下条片状、条带状的高密度病灶影,也有学者称此为胸膜平行征,这是新冠肺炎的一种形态及分布特点。与此同时,因为小叶间隔及周围间质广泛增厚,常在距胸膜面不到 1cm 处,可见到厚数毫米并与胸膜面平行的弧线样致密影,称为胸膜下线。可能由于增厚的小叶间隔及胸膜下线的阻挡作用,加上之前提到的病灶位于胸膜下的形态及分布特点,位于胸膜下的病变常可见到病灶本身与胸膜之间的窄带状或线状的弧形透亮影,长轴与胸膜走行一致,称为胸膜下透亮征。

(三)CT 征象

在 CT 或 HRCT 上可见位于胸膜下的与胸膜平行分布的高密度病灶影,以及胸膜之间的窄带状或线状的低密度影(图 3-32)。

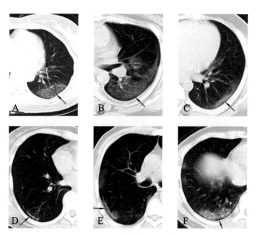

图 3-32　胸膜下透亮征

A~C. 肺窗 CT 轴位示左肺下叶胸膜下条片状与胸膜平行的磨玻璃及混合磨玻璃密度影,于胸膜间可见窄带或线状透亮影(箭头);D~F. 肺窗 CT 轴位示右肺下叶胸膜下条状、片状与胸膜平行的混合磨玻璃密度影,于胸膜间可见窄带或线状透亮影(箭头)

（四）临床意义

CT 图像上胸膜下透亮征无特异性征象，多提示胸膜下小叶间隔及周围间质广泛水肿、增厚，以及疾病本身沿着胸膜下分布的特点，可见于各种原因引起的间质性肺炎、中毒性的肺损伤、肺水肿等，在诊断时还应结合不同疾病中的病史和临床表现等诊断线索进行征象分析与鉴别。

第八节 早期少见征象

一、树芽征

（一）定义

树芽征是指病变累及细支气管以下的小气道，扩张的小气道内被黏液、脓液等物质填充时，在肺部薄层 CT 或 HRCT 上表现为直径 2~4mm 的小叶中心软组织密度结节影和与之相连的分支线状影，形如树芽而得名。

（二）病理

正常情况下肺小叶内的细支气管是无法辨别的，但在细支气管阻塞扩张，管腔内被黏液、脓液或癌细胞浸润等情况下，薄层 CT 或 HRCT 即可呈现为树芽状。树芽征中的"树"和"芽"分别代表着不同意义。"树"指的是因阻塞而扩张的细支气管；"芽"指的是呼吸性细支气管和肺泡管内填充的物质（图 3-33）。

（三）CT 征象

小叶中心软组织密度结节影和与之相连的分支线状影，形状呈树芽样改变。

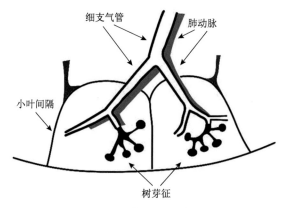

图 3-33 树芽征示意图

（四）临床意义

树芽征是由多种影响小气道的病变所引起的一种非特异征象，它的出现多提示小气道炎症病变。病因包括多种病原体感染（如细菌、病毒、支原体、真菌等）、先天性疾病（囊性纤维化）、特发性疾病（闭塞性细支气管炎、弥漫性泛细支气管炎）、肿瘤支气管内转移等。本征象的形成在不同疾病中的病理基础也不尽相同，在影像诊断中需仔细观察其他合并征象。其中最经典的是弥漫性泛细支气管炎，满肺的树芽征作为诊断依据之一。然而新冠肺炎的 CT 表现中树芽征出现的较少，可能是因为新型冠状病毒颗粒微小，它直达肺泡内，较少引起细支气管的阻塞（图 3-34～图 3-38）。

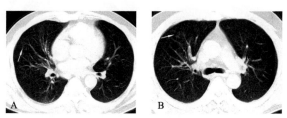

图 3-34 患者，男性，47 岁，新冠肺炎
肺窗 CT 轴位示右肺内多发的支气管树芽征（箭头）

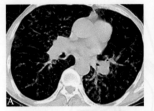
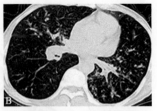

图 3-35　患者，男性，62 岁，弥漫性泛细支气管炎

肺窗 CT 轴位示两肺多发支气管扩张，并见弥漫的支气管树芽征

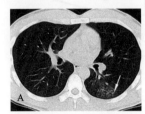
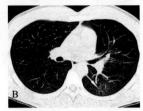

图 3-36　患者，男性，37 岁，支原体肺炎

肺窗 CT 轴位示左肺下叶支气管树芽征（箭头）

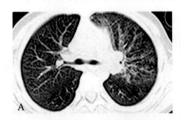
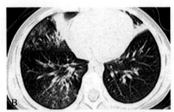

图 3-37　患者，女性，3 岁，甲型流感肺炎

肺窗 CT 轴位示左肺多发支气管树芽征

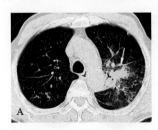
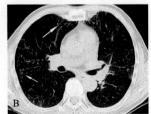

图 3-38　患者，男性，65 岁，左肺癌

A. 肺窗 CT 轴位示左肺门区域支气管壁增厚，管腔狭窄伴周围软组织密度影（箭头）；
B. 两肺内可见多发支气管树芽样改变（箭头）

二、支气管壁增厚

（一）定义

正常情况下可见的最小气道直径约 2mm，管壁厚度 0.2～0.3mm；而肺周围部 2cm 之内，因气道壁太薄，在薄层 CT 或 HRCT 上很少能看到气道。然而不同部位的正常支气管壁厚度和气道管径是不同的（具体详见表 3-1）。另外，HRCT 显示的支气管壁不仅包括管壁本身，还包括支气管血管周围间质，当支气管周围间质增厚时也可出现支气管壁增厚。

表 3-1　支气管直径与支气管壁厚度的关系

气管	直径（mm）	管壁厚度（mm）
叶段支气管	5～8	1.5
亚段支气管/细支气管	1.5～3.0	0.2～0.3
小叶细支气管	1	0.15
终末细支气管	0.7	0.1
腺泡细支气管	0.5	0.05

（二）病理

当病变如细菌、病毒、结核等感染因子侵入支气管时，引起支气管的黏膜表面充血、水肿，导致支气管壁增厚，当局部受侵的管壁有肉芽组织增生时，相应的支气管腔会产生狭窄；而肿瘤组织侵犯支气管时，肿瘤细胞异常增生，引起支气管壁增厚。

（三）CT 表现

正常情况下 CT 扫描显示支气管壁由管腔内的空气和周围肺组织勾画出线样光滑、厚度均匀的高密度影；当病变侵犯支气管时，可引起支气管壁增厚，在 CT 上支气管壁局部可见条状、结节状高密度影，有时可引起不同程度的管腔狭窄（图3-39～图3-41）。

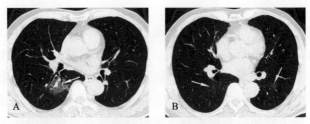

图3-39　患者，男性，45岁，新冠肺炎

A. 肺窗CT轴位示右肺下叶片状磨玻璃密度影，边界欠清，内见支气管充气征，相应支气管壁稍增厚（箭头）；B. 两肺下叶另见小斑片状磨玻璃影（箭头）

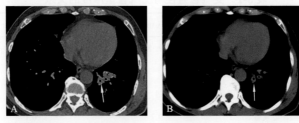

图3-40　患者，男性，67岁，左肺支气管内膜结核

纵隔窗CT轴位示左肺下叶支气管壁环形明显增厚（箭头），内有局部钙化

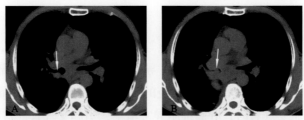

图3-41　患者，男性，58岁，右肺中央型肺癌

A、B. 纵隔窗CT轴位显示右肺下叶支气管壁局部结节状增厚（箭头），相应管腔狭窄、闭塞，可见纵隔淋巴结肿大

（四）临床意义

支气管壁增厚可根据受累支气管壁的范围分为局限性支

气管壁增厚和弥漫性支气管壁增厚。局限性支气管壁增厚，主要病变见于支气管内膜结核、肺癌；而弥漫性气管支气管壁增厚，可见于气管支气管淀粉样变性、韦格纳肉芽肿与结节病累及气管支气管等。其中肺癌引起的支气管壁增厚较支气管内膜结核厚，累及的长度较短，这可作为鉴别两者疾病的辅助依据。而气管支气管淀粉样变性引起的支气管管壁增厚可伴砂粒样或粗糙的斑片状钙化，管腔呈向心性狭窄，但是气管软骨多正常。另外，支气管扩张症及慢性支气管炎等也可表现为支气管管壁增厚，前者还伴支气管扩张征象，后者需要结合临床反复咳嗽、咳痰等病史，常会伴有肺气肿。而新冠肺炎引起的支气管壁增厚较少，常管壁增厚较轻微。

三、胸膜增厚/少量积液

（一）定义

胸膜包括脏胸膜和壁胸膜。脏胸膜、壁胸膜均由纤维弹性结缔组织、扁平间皮细胞层构成，其中脏胸膜厚 0.1～0.2mm，壁胸膜厚约 0.1mm（图 3-42）。当有病变时可引起胸膜增厚。脏胸膜、壁胸膜间的腔隙称为胸膜腔，正常情况下腔内含有 10～15ml 液体，在病理状态下，胸膜腔内液体增多形成胸腔积液。

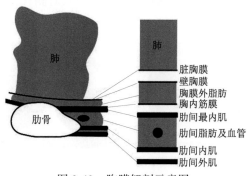

图 3-42 胸膜解剖示意图

(二)病理

产生胸腔积液的主要情况如下:

(1)毛细血管内静水压升高:多为漏出液,临床上常见于充血性心力衰竭、缩窄性心包炎、血容量增加等。

(2)胸膜通透性增加:多为渗出液,临床可见于炎症、肿瘤等。

(3)胸膜毛细血管内胶体渗透压降低:多为漏出液,常见于低蛋白血症、肝硬化、肾病综合征等。

(4)壁胸膜淋巴引流障碍:是产生胸腔渗出液的原因之一。其常见于癌性淋巴管阻塞、发育性淋巴管引流异常等。

(5)损伤:是产生血胸、脓胸和乳糜胸的主要机制。其常见于主动脉瘤破裂、食管破裂、胸导管破裂等。

(三)CT表现

CT可以对胸腔积液和胸膜增厚进行鉴别,胸腔积液分布CT定义如下:①少量,CT表现为胸腔内与胸膜平行的弧形带状低密度影,为新冠肺炎少见征象;②中等量,CT表现为胸腔内新月形低密度影,弧形线向后内侧凹陷,局部肺组织轻度受压;③大量,CT表现为胸腔内大片状低密度影,周围肺组织明显受压、体积缩小,贴近肺门,纵隔向对侧移位(图3-43~图3-45)。

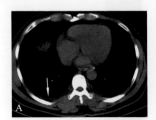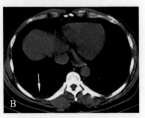

图3-43 患者,男性,47岁,新冠肺炎
纵隔窗CT轴位示右下胸腔内有少量积液(箭头)

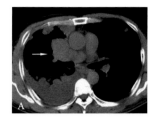 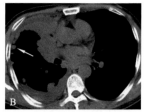

图 3-44　患者，男性，51 岁，右肺癌伴胸膜转移

A. 纵隔窗 CT 轴位示右肺上叶不规则肿块（箭头）；B. 右侧胸膜多发不规则、结节状增厚（箭头），右侧胸腔积液

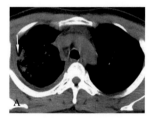 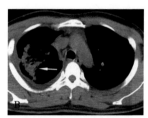

图 3-45　患者，男性，28 岁，右肺继发性肺结核伴结核性胸膜炎

A. 纵隔窗 CT 轴位示右上胸膜局部牵拉增厚（箭头）；B. 同时可见右上肺内片状结核病灶（箭头）

（四）临床意义

胸腔积液常见于感染性病变（如肺结核性、细菌性、病毒性）、胸膜转移瘤、恶性胸膜间皮瘤等，目前尚未有文献显示胸腔积液的含量是否能作为疾病的鉴别诊断依据之一。然而，有文献表明，胸膜增厚的位置、形态及范围可作为多种疾病鉴别诊断的依据。

（1）环状胸膜增厚多见于胸膜转移瘤、恶性胸膜间皮瘤和胸膜淋巴瘤等疾病，这是由于恶性胸膜病变常趋向于累及整个胸膜腔，而结核性胸膜炎通常不影响纵隔胸膜。

（2）结核性胸膜炎较易累及脏胸膜，是由于胸膜对结核蛋白过敏及与胸膜下结核肉芽肿形成有关。

（3）胸膜转移瘤常表现为多发胸膜结节；结核性胸膜炎的

胸膜结节单发多见。

（4）当一侧弥漫性胸膜增厚时，胸膜转移瘤以上胸部病变表现显著，结核性胸膜炎以下胸部病变显著。而新冠肺炎较少出现胸腔积液或只出现少量胸腔积液，主要是以病毒侵犯肺泡组织为主，并很少累及胸膜。

四、纵隔淋巴结增大

（一）定义

目前纵隔淋巴结大小的诊断，据国内外文献报道，仍主要依据CT或MRI的诊断，其中螺旋CT是纵隔内淋巴结肿大诊断的首选方法。当纵隔内淋巴结短径＞1cm时可称为淋巴结肿大。

（二）病理

淋巴结是淋巴系统的一个组成部分。它的功能包括对淋巴液内的病原体进行杀灭，同时对淋巴液中的废物进行清除，排出大量的淋巴细胞和免疫活性物质，维持机体的免疫力。此外，它还具有造血功能。

（三）CT表现

纵隔内见软组织密度结节或肿块影，密度均匀或不均匀，部分病灶可融合。

（四）临床意义

导致纵隔淋巴结肿大的病因有很多，其中最常见的疾病包括肿瘤转移、结核、淋巴瘤及结节病等。而不同的病因引起的纵隔淋巴结有一定的特点。

（1）肿瘤引发纵隔淋巴结肿大多数为转移灶，不均匀强化或与原发灶强化类似。

第3章 CT早期征象解析

（2）结核引起的淋巴结肿大可单发或多发，部分淋巴结内可见钙化，CT增强扫描可见典型的环形强化，该类患者常在肺内发现病灶。

（3）恶性淋巴瘤多为淋巴结肿大伴融合，增强扫描时病变呈不规则形，轻度或中度强化。

（4）结节病CT平扫以两侧肺门淋巴结肿大为主，同时肺内见斑片状、粟粒样及磨玻璃影，增强CT显示肿大淋巴结均匀强化，激素治疗有效。在新冠肺炎患者中出现纵隔淋巴结肿大较罕见。

参 考 文 献

曹丹, 管庶春, 莫华, 等, 2010. 支气管内膜结核与中央型肺癌的螺旋CT鉴别诊断. 临床和实验医学杂志, 9(23): 1615-1616.

高然, 石建奎, 张洪, 等, 2011. 多层螺旋CT对纵隔淋巴结肿大的诊断及鉴别诊断. 山东医药, 51(32): 68-69.

韩英, 马大庆, 李铁一, 等, 2004. 多层螺旋CT多平面重建对支气管壁增厚的诊断价值及临床应用. 中华放射学杂志, 4(38): 389-392.

黄宗良, 王培军, 赵江民, 等, 2008. 多排螺旋CT对弥漫性泛细支气管炎的诊断价值. 同济大学学报(医学版), 29(5): 68-70, 75.

李文斌, 纪晓微, 蔡蒙婷, 等, 2018. 3种胸膜增厚性疾病的CT诊断价值. 温州医科大学学报, 6(48): 446-449.

肖国文, 李铁一, 1996. 胸腔积液时胸膜增厚的CT鉴别诊断. 中华放射学杂志, 12(30): 842-845.

Ahmed SF, Quadeer AA, McKay MR, 2020. Preliminary identification of potential vaccine targets for the COVID-19 coronavirus (SARS-CoV-2) based on SARS-CoV immunological studies. Viruses, 12(3): E254.

Assiri A, Al-Tawfiq JA, Al-Rabeeah AA, et al, 2013. Epidemiological, demographic, and clinical characteristics of 47 cases of Middle East respiratory syndrome coronavirus disease from Saudi Arabia: a descriptive study. Lancet Infect Dis, 13(9): 752-761.

Chen N, Zhou M, Dong X, et al, 2020. Epidemiological and clinical characteristics of 99 cases of 2019 novel coronavirus pneumonia in Wuhan, China:a descriptive study. Lancet, 395(10223): 507-513.

Chung M, Bernheim A, Mei X, et al, 2020. CT imaging features of 2019 novel coronavirus (2019-nCoV). Radiology, 295(1): 202-207.

Ge XY, Li JL, Yang XL, et al, 2013. Isolation and characterization of a bat SARS-like coronavirus that uses the ACE2 receptor.Nature, 503(7477): 535-538.

Hui DS, I Azhar E, Madani TA, et al, 2020. The continuing 2019-nCoV epidemic threat of novel coronaviruses to global health-The latest 2019 novel coronavirus outbreak in Wuhan, China. Int J Infect Dis, 91: 264-266.

Ketai L, Paul NS, Wong KT, 2006.Radiology of severe acute respiratory syndrome (SARS): the emerging pathologic-radiologic correlates of an emerging disease. J Thorac Imaging, 21(4): 276-283.

Kim EA, Lee KS, Primack SL, et al, 2002.Viral pneumonias in adults:radiologic and pathologic findings. Radiographics, 22: S137-S149.

Lei J, Li J, Li X, et al, 2020. CT Imaging of the 2019 Novel Coronavirus (2019-nCoV) Pneumonia. Radiology, 295(1): 18.

Lu R, Zhao X, Li J, et al, 2020. Genomic characterisation and epidemiology of 2019 novel coronavirus:implications for virus origins and receptor binding. Lancet, 395(10224): 565-574.

Natt B, Raz Y, 2015. Images in clinical medicine. Air Bronchogram.N Engl J Med, 373(27): 2663.

Shi H, Han X, Zheng C, 2020. Evolution of CT manifestations in a patient recovered from 2019 novel coronavirus (2019-nCoV) pneumonia in Wuhan, China. Radiology, 295(1): 20.

Xu Z, Shi L, Wang Y, et al, 2020. Pathological findings of COVID-19 associated with acute respiratory distress syndrome. Lancet Respir Med.Doi.10.1016/S2213-2600(20)30076-X.

Zhu N, Zhang D, Wang W, et al, 2020. A novel coronavirus from patients with pneumonia in China, 2019. N Engl J Med, 382(8): 727-733.

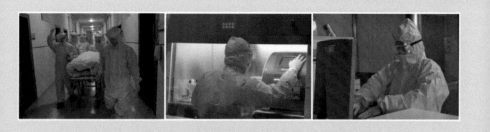

第4章 与其他类型病毒性肺炎的鉴别诊断

第一节 流感病毒肺炎

一、概述

流感病毒肺炎（influenza virus pneumonia）是由流感病毒引起的一种急性呼吸道传染病，在世界范围内暴发和流行。多在冬春季节流行，潜伏期一般为1~7天，多为2~4天发病。发病时起病急，大多为自限性，但部分患者因出现肺炎等并发症可发展至重症流感，少数因ARDS、多器官功能障碍综合征而死亡，病死率较高。重症流感主要发生在老年人、年幼儿童、孕产妇或有慢性基础疾病者等高危人群。

（1）病原学：属于正黏病毒科，为RNA病毒。根据核蛋白和基质蛋白分为甲、乙、丙、丁四型。甲型流感病毒最常见，宿主众多，容易变异，人群普遍易感。人是乙型流感病毒的自然宿主，其变异较少，可引起季节性流行。丙型流感病毒可感染人、狗和猪，结构稳定。丁型流感病毒主要感染猪、牛等，尚未发现感染人。目前感染人的主要是甲型流感病毒中的H1N1、H3N2亚型及乙型流感病毒中的Victoria和Yamagata系[《流行性感冒诊疗方案（2018年版修订版）》]。流感病毒对乙醇、聚维酮碘、碘酊等常用消毒剂敏感；对紫外线和热敏感，56℃条件下30分钟可灭活。

（2）传染源：流感患者和隐性感染者是流感的主要传染源，从潜伏期末到急性期都有传染性。

（3）传播途径：主要通过气溶胶或呼吸道飞沫传播，接触传播也可出现。

（4）易感人群：人群普遍易感。接种流感疫苗可有效预防相应亚型的流感病毒感染。

（5）重症病例的高危人群：进行相关病原学检测及其他必要检查，并应尽早给予抗病毒药物治疗。

1）年龄<5岁的儿童（年龄<2岁更易发生严重并发症）。

2）年龄≥65岁的老年人。

3）伴有以下疾病或状况者：慢性呼吸系统疾病、心血管系统疾病（高血压除外）、肾病、肝病、血液系统疾病、神经系统及神经肌肉疾病、代谢及内分泌系统疾病、免疫功能抑制[包括应用免疫抑制剂或人类免疫缺陷病毒（HIV）感染等致免疫功能低下]。

4）肥胖者[体重指数（BMI）>30kg/m^2，BMI=体重（kg）/身高（m）^{2}]。

5）妊娠期及围产期女性。

二、临床表现

（1）临床症状与体征：主要以发热、头痛、肌痛和全身不适起病，体温可达39～40℃，可有畏寒、寒战、全身肌肉关节酸痛、乏力、食欲减退等全身症状，常有咽喉痛、干咳、鼻塞、流涕等不适。感染乙型流感病毒的儿童多以呕吐、腹痛、腹泻为特点。无并发症者病程呈自限性，多于发病3～4天后高热逐渐消退，全身症状好转，但咳嗽、体力恢复常需1～2周。

（2）并发症：最常见的是肺炎，其他并发症有神经系统损伤、心脏损害、心肌炎、横纹肌溶解综合征和脓毒性休克等。其中，流感（最常见的是H1N1型）并发的肺炎可分为原发性流感病毒肺炎、继发性细菌性肺炎或混合性肺炎，流感起病后2～4天病情逐渐加重，或在流感恢复期后病情突然加重，出现高热、剧烈咳嗽、脓性痰、呼吸困难、肺部湿啰音及肺实变体征，外周血白细胞总数和中性粒细胞计数显著增多，少数患者出现低氧血症、急性肺损伤（ALI）、ARDS、呼吸衰竭、多器官功能障碍综合征（MODS）等，严重者可导致死亡。

（3）实验室检查：白细胞总数一般不升高或降低，重症病例淋巴细胞计数明显降低，部分出现低钾血症。

（4）病原学相关检查

1）病毒核酸检测：RT-PCR法检测（咽拭子、鼻拭子、鼻咽或气管抽取物、痰）的特异度和敏感度最高，可区分病毒类型和亚型。

2）病毒抗原检测（快速诊断试剂检测）：胶体金和免疫荧光法。

3）血清学检测：动态检测的IgG抗体水平在恢复期比急性期有4倍及以上的升高，这有回顾性诊断意义。

4）病毒分离培养：在流感流行季节，流感样病例快速抗原诊断和免疫荧光法检测阴性的患者建议也做病毒分离培养。

三、病理学表现

1. 发病机制 甲型、乙型流感病毒通过血凝素（HA）结合呼吸道上皮细胞的含有唾液酸受体的细胞表面而启动感染。流感病毒通过细胞内吞作用进入细胞，病毒基因组在细胞核内进行转录和复制。复制出大量新的子代病毒颗粒，这些病毒颗粒通过呼吸道黏膜扩散并感染其他细胞。流感病毒感染人体后，可以诱发细胞因子风暴，导致全身炎症反应，出现 ARDS、休克及多器官功能障碍综合征，儿童可继发急性坏死性脑病。

2. 病理改变　主要表现为呼吸道纤毛上皮细胞呈簇状脱落、上皮细胞化生、固有层黏膜细胞充血、水肿伴单核细胞浸润等病理变化。重症肺炎可发生弥漫性肺泡损害；合并脑病时出现脑组织弥漫性充血、水肿、坏死；合并心脏损害时出现心肌细胞肿胀、间质出血、淋巴细胞浸润、坏死等炎症反应。

四、影像学表现

1. 并发肺炎者影像学检查（《流行性感冒诊疗方案（2018年版修订版）》）可见肺内斑片状、磨玻璃影及多叶段渗出性病变；进展迅速者可发展为双肺弥漫的渗出性病变或实变，个别病例可见胸腔积液。儿童并发肺炎者肺内片状影出现较早，多发及散在分布多见，易出现过度充气，影像学表现变化快，病情进展时病灶扩大融合，可出现气胸、纵隔气肿等征象。动态影像学检查有助于病情监测、预后评估及疗效判断。

2. 甲型流感病毒（H1N1）肺炎的影像学表现

（1）多叶、段受累，单侧或双侧，单侧以左下肺分布多见。

（2）肺内局灶或多发磨玻璃密度影，伴或不伴实变，病变分布不均且边界模糊，可沿支气管血管束或胸膜下分布。

（3）重症病例可表现为多灶性融合实变，危重症病例多出现片状实变，可见充气支气管征，可合并胸腔积液及心包积液。

（4）间质改变：小叶间隔增厚、网格影、铺路石征、马赛克灌注征、蜂窝影、牵引性支气管扩张等。其中，马赛克灌注征由局部空气潴留或肺实质通气不良所致。蜂窝影、牵引性支气管扩张是肺纤维化的表现。牵引性支气管扩张是肺扭曲的纤维组织对支气管壁的牵拉而导致的支气管不规则扩张。肺气囊多由肺泡实变坏死及活瓣形成的支气管阻塞所致。

（5）儿童危重病例可出现急性坏死性脑病和急性坏死性脑炎，影像学表现为多灶性、对称性脑部损害，以丘脑受累较具特征。

3. 禽流感病毒（H7N9）肺炎的影像学表现为早期病灶常位于一侧肺下叶或双肺下叶，多灶性磨玻璃影或伴实变，范围较广，可见空气支气管征，背景小叶间隔增厚，双肺进展迅速，H7N9 比 H1N1 更容易并发 ARDS，胸腔积液较常见，可有纵隔淋巴结肿大；恢复期较长，可有最早出现的病灶最晚吸收、后期间质纤维化表现。并发症有纵隔气肿、气胸等。

五、诊断

本病主要结合流行病学史、临床表现和病原学检查进行诊断。

1. 临床诊断 病例出现上述流感临床表现，有流行病学证据或流感快速抗原检测呈阳性，且排除其他引起流感样症状的疾病。

2. 确定诊断 病例有上述流感临床表现，具有以下一种或以上病原学检测结果阳性。

（1）流感病毒核酸检测阳性。

（2）流感病毒分离培养阳性。

（3）急性期和恢复期双份血清的流感病毒特异 IgG 抗体水平呈 4 倍及以上升高。

3. 重症病例

（1）持续高热大于 3 天，伴有剧烈咳嗽，咳脓痰、血痰或胸痛。

（2）呼吸频率快，呼吸困难，口唇发绀。

（3）神志改变：反应迟钝、嗜睡、躁动、惊厥等。

（4）严重呕吐、腹泻，出现脱水表现。

（5）合并肺炎。

（6）原有基础疾病明显加重。

4. 危重病例

（1）呼吸衰竭。

（2）急性坏死性脑病。

（3）脓毒性休克。

（4）多器官功能障碍综合征。

（5）出现其他需进行监护治疗的严重临床情况。

六、病例展示

患者 CT 影像学表现见图 4-1～图 4-3。

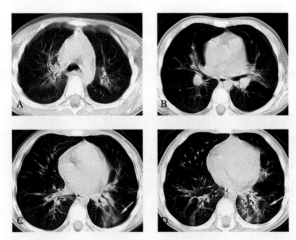

图 4-1　患者，女性，3 岁，甲型流感病毒（H1N1）肺炎

A、B. 肺窗 CT 轴位示两肺支气管血管束周围斑片及磨玻璃影；C、D. 左肺下叶内密度不均（箭头），边缘模糊，局部小叶间隔增厚，实变不明显

第 4 章 与其他类型病毒性肺炎的鉴别诊断

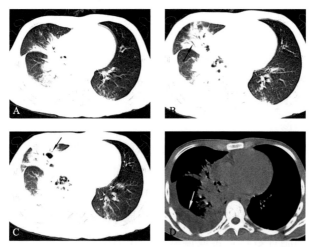

图 4-2 患者,男性,17 岁,重症甲型流感病毒(H1N1)肺炎
A. 肺窗 CT 轴位示两肺多发斑片、大片状影融合实变,局部呈磨玻璃影,以右肺为著;
B. 右肺上叶病灶内可见充气支气管征(箭头);C. 右肺中叶肺气囊形成(箭头);
D. 纵隔窗 CT 轴位示右肺病灶实变,右侧胸腔积液(箭头)

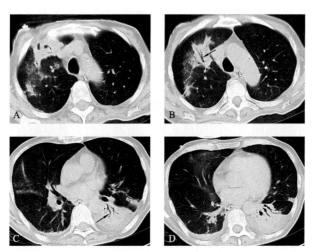

图 4-3 患者,男性,65 岁,禽流感病毒(H7N9)肺炎
A~D. 肺窗 CT 轴位示两肺多发斑片磨玻璃影及片状实变影,内密度不均;B、C. 右肺上叶、左肺下叶病灶内可见充气支气管征(箭头)

93

七、流感病毒肺炎与新冠肺炎的鉴别要点

1. 流感病毒肺炎与新冠肺炎患者均有典型的流行病学史及相应的临床表现，前者起病急，高热，全身症状明显；后者起病相对平缓，有渐进性加重的过程，二者均可经病毒核酸检测阳性确诊。

2. 流感病毒肺炎与新冠肺炎均为人群普遍易感，传染性强，但前者发生于年龄小于 2 岁的患者时更易发生严重并发症，病死率较高；后者儿童症状相对轻，病死率低。

3. 流感病毒肺炎与新冠肺炎均属于病毒性感染，血常规检查示白细胞计数均正常或偏低，合并细菌感染时白细胞计数明显升高。

4. 流感病毒肺炎与新冠肺炎患者在 CT 影像上均有短期进展快、迅速融合等表现，早期可出现磨玻璃密度影和（或）实变影，沿支气管血管束分布，实变肺组织内可见充气支气管征，但前者以两下肺多见，单侧时以左下肺多见；而后者以磨玻璃病灶较多见，形态变化大，进展期和转归期会出现晕征或反晕征。

5. 流感病毒肺炎与新冠肺炎患者均可出现间质性相关表现，如小叶间隔及周围间质水肿、增厚，但前者早期存在磨玻璃密度影及片状实变影，后期少见磨玻璃密度影，可有肺气囊、蜂窝影表现；后者早期即可出现磨玻璃密度影、胸膜下网格状影，典型者如铺路石征，由外周向肺门逐渐扩展，后期可出现磨玻璃影与纤维化并存表现。

6. 流感病毒肺炎患者可以出现胸腔积液、纵隔淋巴结肿大、肺气囊、气胸等表现；而在新冠肺炎患者中，少见胸腔积液、淋巴结肿大的 CT 征象，罕见脓腔或囊腔的 CT 征象。

第二节 人腺病毒肺炎

一、概述

人腺病毒（human adenovirus，HAdV）肺炎（以下简称腺病毒肺炎）是儿童社区获得性肺炎中较为严重的类型之一，以冬春季节发病多见，主要经呼吸道传染，多见于6个月至5岁儿童，尤其是2岁以下儿童，也可见于免疫功能正常的成年人。合并基础疾病（如慢性心肺疾病）、器官移植后或免疫功能低下、营养不良、神经发育障碍和肌肉病变等的患儿多见，重症者易遗留慢性气道和肺疾病，而且肺外并发症多见，是目前造成婴幼儿肺炎死亡和致残的重要原因之一。

（1）病原学：人腺病毒为无包膜的双链DNA病毒，1953年由Rowe等首次发现。目前已发现至少90个基因型，分为A～G共7个亚属，不同型别的人腺病毒的组织嗜性、致病力、流行地区等特性不同。

（2）流行病学：人腺病毒感染潜伏期一般为2～21天，平均为3～8天，潜伏期末至发病急性期的传染性最强。有症状的感染者和无症状的隐性感染者均为传染源。传播途径：①飞沫传播是主要的传播方式；②接触传播；③粪-口传播。人腺病毒感染可引起多种疾病，包括肺炎、支气管炎、膀胱炎、眼结膜炎、胃肠道疾病及脑炎等。腺病毒肺炎占社区获得性肺炎的4%～10%，重症肺炎以3型及7型多见，HAdV-7B型是2019年我国南方发病地区的主要流行株。

二、临床表现

1. 临床症状与体征 起病急，持续高热，甚至达40℃以上，可伴有咳嗽、喘息，重症者高热可持续2~4周。呼吸困难多始于发病后3~5天，伴全身中毒症状，精神萎靡或者烦躁，易激惹，甚至抽搐，双肺出现密集湿啰音和哮鸣音。部分患儿可有腹泻、呕吐，甚至出现严重腹胀等症状。少数患儿可有结膜充血、扁桃体分泌物。重症患者精神萎靡、面色发灰、呼吸困难、口唇发绀、鼻翼扇动、三凹征明显、心率增快，可有心音低钝、肝大、意识障碍和肌张力升高等。

2. 并发症 ①呼吸衰竭：表现为气促、鼻翼扇动、三凹征、喘憋及口唇发绀，血氧饱和度下降；②ARDS：顽固性低氧血症，影像学为双肺弥漫性渗出表现；③纵隔气肿或皮下积气：如黏液栓形成塑型及坏死物阻塞气道等因素；④胃肠功能障碍；⑤中毒性脑病或脑炎；⑥病毒性脓毒症：肺部严重感染和损伤，肺外器官损伤和功能障碍；⑦噬血细胞综合征：需注意与骨髓抑制及肝功能损伤等所致表现相鉴别。

3. 实验室检查 轻型者炎症反应不明显，以淋巴细胞为主，白细胞计数正常或降低，C反应蛋白正常。重症者以中性粒细胞为主，白细胞计数升高，C反应蛋白和降钙素原升高，部分患者出现血小板计数下降，中度以下贫血，白蛋白降低，铁蛋白和乳酸脱氢酶明显升高。

4. 病原学检查

（1）病毒分离和血清学鉴定：是本病检查的金标准，但不适于临床早期诊断。

（2）抗原检测：多采用免疫荧光方法，发病后3~5天检出率最高，重症病例2~3周仍可阳性。

（3）PCR检测：敏感度较高，定量分析能帮助预测病情严重程度。

（4）其他：如宏基因测序等。

三、病理学表现

目前发病机制尚不明确，认为与人腺病毒本身及诱发机体的炎症反应有关，其引起的肺部和全身炎症反应较其他病毒更重，可发展为多器官功能障碍综合征。人腺病毒和炎性介质可引起支气管和细支气管黏膜水肿、充血、坏死脱落、坏死物阻塞管腔，同时引起黏液分泌增加，阻塞管腔支气管和细支气管周围及管壁、肺泡壁、肺泡间隔和肺泡腔内有中性粒细胞、淋巴细胞等炎性细胞浸润。严重者可破坏弹性纤维、软骨和平滑肌，使气道失去正常结构。

四、影像学表现

1. 多肺叶段受累，以细支气管为中心的多节段斑片实变影，进展迅速。

2. 小片状融合多见，进一步大片实变，以团簇状实变为主，向心性分布，实变密度较高，周围随机分布磨玻璃影。

3. 大、小气道病变，以细支气管炎为主，包括充气不均匀、马赛克征、小叶中心性结节、树芽征、黏液栓征、支气管壁增厚等，细支气管充气征不明显，支气管镜检查可见支气管树样塑型。

4. 间质性改变，如磨玻璃网格影、铺路石征，可继发肺不张、肺气肿、支气管扩张等。

5. 肺外表现可有胸腔积液、所属淋巴结肿大、气胸等。

6. 常见后遗症有闭塞性细支气管炎、单侧透明肺、支气管扩张、间质纤维化等；重症型需警惕闭塞性细支气管炎的发生及肺外多系统损害，如中毒性心肌炎、中毒性脑病、中毒性肝炎等。

五、诊断

根据流行病学史、临床和影像学表现及人腺病毒病原学进行诊断。

（1）重症病例的早期识别：根据临床特征、影像学表现及实验室检查，早期识别或预测重症病例。

（2）塑型支气管炎的识别：是引起呼吸衰竭、气胸、纵隔和皮下气肿的主要原因。

（3）闭塞性支气管炎/细支气管炎的预测：持续喘息，尤其存在个人或家族过敏史；双肺以细支气管炎为主，伴或不伴大气道炎症和肺不张；机械通气治疗；存在混合感染；支气管镜下可见黏液栓阻塞管腔。

六、病例展示

患者CT影像学表现见图4-4。

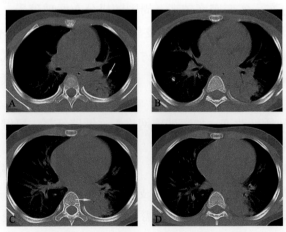

图4-4 患者，男性，8岁，腺病毒肺炎

A~D. 肺窗CT轴位示左肺下叶大片状实变影，周围局部可见磨玻璃影、树芽征；A. 左肺下叶团簇样改变（箭头）；C.远段细支气管显示不清（箭头）

七、腺病毒肺炎与新冠肺炎的鉴别要点

1. 腺病毒肺炎与新冠肺炎均有相应的流行病学史及临床表现。前者起病急，症状重，持续高热，肺外并发症多见；后者起病平缓，渐进性加重。二者均需行病原学检查以确诊。

2. 腺病毒肺炎以 2 岁以下儿童多见，重症多见，病死率和致残率较高；而新冠肺炎人群普遍易感，儿童患者症状相对轻，病死率低。

3. 重症腺病毒肺炎患者的中性粒细胞计数及 C 反应蛋白和降钙素原含量均较高；而新冠肺炎患者的白细胞计数多不升高，降钙素原含量多正常，合并细菌感染时多见升高。

4. 腺病毒肺炎与新冠肺炎患者在 CT 影像征象上均有进展快、实变融合的表现。前者以细支气管为中心，团簇状实变为主，密度较高；而后者早期以磨玻璃病灶较多见，多分布于胸膜下，形态变化大，进展期和转归期会出现晕征或反晕征。

5. 腺病毒肺炎可出现肺气肿、树芽征及塑型支气管炎，但无明显细支气管充气征；而新冠肺炎的肺气肿、树芽征较少见，可有支气管充气征。

6. 腺病毒肺炎的肺外表现及肺外并发症多，而新冠肺炎相对少见，二者重症病例合并其他基础疾病时病死率更高。

第三节　呼吸道合胞病毒肺炎

一、概述

呼吸道合胞病毒（respiratory syncytial virus，RSV）是引起婴幼儿下呼吸道感染的常见病毒。RSV 肺炎常见于 5 岁以下儿童，男性多于女性，1~6 个月患儿可出现较重的临床表现。全年均可

发病，流行有明显的季节和地域差异，温带地区多在秋季和冬季发病，热带地区多在夏季发病。我国北方多见于冬春季节，南方多见于夏秋季节，广东则多见于春夏季节，可能与降雨多有关。

其病原学包括 A、B 两个亚型，每个亚型根据基因型又分为不同的病毒株。我国流行的 RSV 以 A 亚型为主。由于抗体不能完全防止感染，RSV 的再感染极为常见，RSV 的传染性很强，通过飞沫和接触传播，存在家庭聚集性发病。严重呼吸道合胞病毒感染的主要危险因素是早产（胎龄＜36 周）、先天性心脏病、慢性肺部疾病、免疫抑制状态等。

二、临床表现

1. 临床症状与体征 本病多见于儿童，潜伏期为 2~8 天（多为 4~5 天），其中半数以上的患者为 1 岁以内婴儿。患者初期主要表现为流涕、咳嗽、打喷嚏、鼻阻塞、低热，部分患者中高热反复出现，后期可出现喘息、嗜睡、烦躁不安等，大部分患者 7~12 天可恢复正常。轻症患者呼吸困难，神经症状不显著；中、重症有较明显的呼吸困难、喘憋、口唇发绀、鼻翼扇动及三凹征，少数重症患者也可并发心力衰竭和呼吸衰竭。本病主要根据病毒学及血清学检查结果进行诊断。

2. 实验室检查 白细胞总数多在正常范围内，部分患者可升高，中性粒细胞多在 70%以下。

3. 病原学检查 鼻腔分泌物及痰液病毒检测和 RSV 抗原检测阳性可确诊。

三、病理学表现

RSV 属副黏病毒科，肺炎病毒属，病毒颗粒直径为 150~300nm，呈球形或丝状颗粒，能在多种培养基中生长，并产生合胞体。RSV肺炎的典型所见是单核细胞的间质浸润。其主要表现为肺泡间隔增宽和以单核细胞为主的间质渗出，其中包括淋巴细胞、浆细胞和巨噬细胞，部分病例可见到细支气管壁的淋巴细胞浸润。在肺实质出现伴有坏死区的水肿，导致肺泡填塞、实变和萎缩，少数病例在肺泡腔内可见多核融合细胞。

四、影像学表现

1. 多沿气道为中心进行分布，支气管/细支气管壁增厚，常呈双侧非对称分布。

2. 支气管周围斑片状实变或磨玻璃密度影，部分气腔实变。

3. 周围小叶中心结节、微结节、树芽征结节通常小于1cm，边界多不清楚。

五、诊断

本病的诊断主要结合上述流行病学史、临床表现、实验室检查及影像学检查，确诊需要依据病原学检查。

六、病例展示

患者CT影像学表现见图4-5。

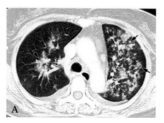
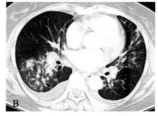

图4-5　患者，女性，58岁，急性髓系白血病继发RSV肺炎

肺窗CT轴位示气管下水平和叶间区域可见水平支气管血管束或轻度增厚支气管壁周围见多发不规则结节样树芽状磨玻璃密度影及斑片状实变影（箭头）

图片来源：Koo H J, Lim S, Choe J, et al, 2018. Radiographic and CT features of viral pneumonia. Radiographics, 38(3): 719-739.

七、RSV 肺炎与新冠肺炎的鉴别要点

（1）RSV 肺炎以儿童多见；而新冠肺炎则人群普遍易感，有典型流行病学史及接触史。

（2）RSV 肺炎的发生多沿气道为中心进行分布，支气管/细支气管管壁增厚；而新冠肺炎病灶以胸膜下为主，早期支气管壁常不受累，病灶分布逐步从外周向中央扩展。

（3）RSV 肺炎可有边界不清的小叶中心结节、树芽征，而新冠肺炎树芽征少见。

第四节　人鼻病毒肺炎

一、概述

人鼻病毒（human rhinovirus，HRV）是呼吸道感染的主要病原体，也是普通感冒常见的病原体之一。HRV 为 RNA 病毒，有 100 余种血清型，分为 A、B、C 三群。HRV 全球普遍流行，儿童和成人均可被感染，全年均可发病，发病高峰期通常在秋季（9~11 月）和春季（3~5 月），冬季和夏季发病率较低，C 群主要在秋冬季流行，A 群在春季流行。HRV 的潜伏期是 1~4 天，主要通过呼吸道、飞沫传播，也可通过手或鼻直接接触传播。HRV 感染者及病毒携带者为主要传染源，人体免疫功能低下时普遍易感。

二、临床表现

1. 临床症状与体征　HRV 感染主要是引起上呼吸道感染，初始症状轻微且不特异，因此极易被临床医师所忽视。初期常

为喉咙干痒、疼痛，而后流鼻涕和鼻塞；也可出现咳嗽、打喷嚏、疲乏、肌肉痛、头痛和低热（尤其是儿童）症状，可能持续1周或更长时间。并发症包括鼻窦炎、下呼吸道感染、急性中耳炎等。

2. 检测方法　临床上检测 HRV 时多采用 RT-PCR 方法。

三、病理学表现

HRV 感染的靶细胞是呼吸道上皮细胞，HRV 与呼吸道上皮细胞的特异性受体结合，在呼吸道上皮细胞及局部的淋巴组织中复制，血管通透性增加，黏液分泌增多，引起相关炎症反应。

四、影像学表现

1. 两肺多灶性磨玻璃密度影，斑片状实变影及广泛性小叶间隔增厚。
2. 以两肺背侧病变表现为著，有重力依赖区进展倾向。
3. 进展期实变范围扩大，胸腔积液常见。
4. 消散期双肺磨玻璃影明显吸收减少、实变病变缩小，肺纤维化较少见。

五、诊断

本病结合流行病学史、临床表现、影像学检查及相关病原学检查可确诊。

六、病例展示

患者的 CT 影像学表现见图 4-6。

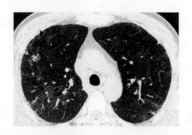

图 4-6　患者，男性，51 岁，HRV 肺炎患者

急性髓系白血病，骨髓移植后 3 个月出现呼吸困难，由 HRV 引起肺炎。肺窗 CT 轴位示两肺不规则的不透明区域增加、小叶间隔增厚（三角箭头）和斑片状磨玻璃影（短箭头）

图片来源：Koo HJ, Lim S, Choe J, et al, 2018. Radiographic and CT Features of Viral Pneumonia. Radiographics, 38(3): 719-739.

七、人鼻病毒肺炎与新冠肺炎的鉴别要点

1. 人鼻病毒肺炎在免疫低下患者中多见，呈自限性改变；而新冠肺炎则为人群普遍易感，病情进展迅速，病死率高。

2. 人鼻病毒肺炎表现为多灶性不规则磨玻璃影及广泛性小叶间隔增厚，有重力依赖效应，可伴有胸腔积液；而新冠肺炎多以沿支气管血管束和胸膜下分布为主，有网格影、典型铺路石征及血管增粗征。

3. 人鼻病毒肺炎后期纤维化较少见，而新冠肺炎可表现为磨玻璃影与纤维化并存。

第五节　单纯疱疹病毒肺炎

一、概述

单纯疱疹病毒（herpes simplex virus，HSV）肺炎主要见于免疫功能受损者，如严重烧伤、获得性免疫缺陷综合征（AIDS）、恶性肿瘤、器官移植、插管创伤、雾化吸入、酒精中毒等。多为局限于上、下呼吸道的病毒直接播散，从口腔或生殖器官等部位

的病毒弥散而来。疱疹病毒存在潜伏性感染，临床症状明显时，疱疹病毒最具传染性，但在没有临床症状时，也可以传播给他人。

HSV 分为 1 型和 2 型两种血清型，其中 HSV-1 感染流行广泛。HSV-1 和 HSV-2 属于疱疹病毒的 α 亚科，基因组由线性双链 DNA 构成。多数 HSV-1 型感染见于免疫功能低下和机械通气的病例，绝大多数来自口腔疱疹（口腔内或周围的感染），少数来自生殖器疱疹（生殖器或肛门部位的感染），重症者可能危及生命。HSV-2 型感染亦较为普遍，几乎完全通过性传播，并引起生殖器疱疹。

二、临床表现

1. 临床症状与体征 HSV 肺炎的临床表现与其他下呼吸道感染相似，主要表现为咳嗽、气急、发热（体温＞38.5℃）、白细胞计数降低、肺部有啰音、低氧血症、呼吸功能不全、氮质血症。常见初发症状为气急和咳嗽，少数有喘息。HSV 肺炎可伴有皮肤黏膜 HSV 损害，且早于肺炎出现。可同时伴有弥漫性真菌、巨细胞病毒或细菌感染等并发症。

2. 检测方法 RT-PCR 检测 HSV DNA 阳性可确诊。直接从下呼吸道分离出病毒，最好从肺组织检测出病毒具有明确的诊断意义。

三、病理学表现

本病主要的三种肺部受累形式为坏死性气管支气管炎、坏死性肺炎和间质性肺炎。当出现 HSV 性气管支气管炎时，表现为黏膜红斑、水肿、渗出和溃疡，表面可覆盖有纤维脓性膜样分泌物。HSV 肺部感染的间质性肺炎的特征是弥漫性肺泡损害，包括间质性淋巴细胞浸润、肺泡出血和透明膜形成。

四、影像学表现

1. 双侧可对称分布，表现为多灶性节段或亚节段磨玻璃密度影和部分实变影。
2. 小叶中央结节及树芽征，结节周围有晕环征。
3. 间质分布呈小网格影，胸腔积液较为常见。
4. HSV 肺炎可合并细菌性肺炎或真菌性肺炎。

五、诊断

本病结合流行病学史、临床表现、影像学检查和相关病原学检查可确诊。

六、病例展示

患者的 CT 影像学表现见图 4-7。

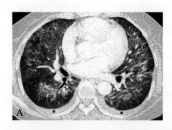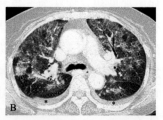

图 4-7　患者，女性，72 岁，多发性骨髓瘤合并 HSV 肺炎感染
肺窗 CT 轴位示在隆嵴和左下肺静脉水平可见两肺弥漫性间质和小叶间隔增厚（三角箭头）及斑块状磨玻璃密度影（短箭头），伴随双侧胸腔少量积液（＊）
图片来源：Koo HJ, Lim S, Choe J, et al, 2018. Radiographic and CT Features of Viral Pneumonia.Radiographics, 38(3): 719-739

七、HSV 肺炎与新冠肺炎的鉴别要点

1. HSV 肺炎多为接触性传播，免疫功能低下者普遍易感；

而新冠肺炎通过呼吸道传播，健康人群普遍易感。

2.HSV 肺炎可表现为多灶性磨玻璃密度影及实变影，可对称性分布，有树芽征表现；而新冠肺炎多在胸膜下随机分布，树芽征少见。

3.HSV 肺炎可表现为间质性改变，病灶较弥漫；而新冠肺炎早期即可有典型铺路石征等改变，并有从外周向肺门逐渐扩展的表现。

4.HSV 肺炎多合并胸腔积液，早期可合并细菌或真菌性肺炎；而新冠肺炎胸腔积液少见，后期可合并细菌感染。

第六节　巨细胞病毒肺炎

一、概述

巨细胞病毒（cytomegalovirus，CMV）属疱疹病毒科，是双链 DNA 病毒，是引起人类感染性疾病常见的机会致病病原体。该病毒会导致细胞肿大，且具有巨大的核内包涵体，因此称为巨细胞病毒。CMV 在人群中普遍存在，主要是通过接触传播，健康人感染 CMV 通常是自限性的，而免疫力低下者更容易发生感染，如肿瘤、器官移植患者及孕妇和新生儿等。

二、临床表现

1. 临床症状与体征　没有特异性，免疫功能正常者通常无症状或有轻度流感样症状，免疫功能低下者常以发热为首发症状，伴无痰干咳、气促，严重者表现为进行性呼吸困难。急性 CMV 肺炎多在器官移植后 1~2 个月发病，常呈暴发过程，并可在数天内因呼吸衰竭而死亡。慢性发病是在器官移植后 3~4

个月,病程可达数周,进展慢,死亡率低。

2. 检测方法 目前临床应用较为广泛的是 CMV 血清学检查(CMV IgG、CMV IgM)、CMV-pp65 抗原检测、PCR 检测 CMV DNA 和病理学活组织检查。

三、病理学表现

CMV 引起的肺炎病理机制目前尚不明确。主要表现为免疫功能下降时,潜伏的 CMV 激活、增殖,引起脏器病理改变,产生临床症状。多数学者认为 CMV 引起毛细血管、小动脉和小静脉黏膜下层炎症,导致血管周围的渗出或出血,这种血管炎有时可形成微血栓,引起局部坏死。急性 CMV 肺炎时,肺结节病灶内有坏死、出血和中性粒细胞浸润,并可出现许多巨细胞,常伴有病毒血症。慢性 CMV 肺炎的病理组织学发现间质弥漫性水肿、淋巴细胞浸润、肺泡细胞增生及少量巨细胞。这些都与机体对 CMV 抗原的免疫反应有关。

四、影像学表现

典型特征为双肺弥漫小结节、边界不清的磨玻璃密度影和实变。

(1)磨玻璃密度影是最常见的表现,以两肺多发、不对称性分布为主。

(2)粟粒样结节或小结节,以 1~5mm 居多,边界不清的小叶中心结节可伴晕征。

(3)可有气腔样实变,下肺多见,可见支气管充气征。

(4)其他征象:支气管扩张、小叶间隔增厚、胸腔积液、胸膜增厚等。

五、诊断

本病结合流行病学史、临床表现、影像学检查和相关病原学检查可确诊。

六、病例展示

患者的 CT 影像学表现见图 4-8。

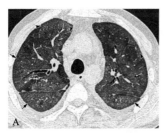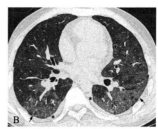

图 4-8　患者，男性，28 岁，白血病骨髓移植后合并 CMV 肺炎
肺窗 CT 轴位示两肺多发结节、小叶间隔增厚（三角箭头）和弥漫性磨玻璃密度影（短箭头），双侧可见少量胸腔积液（*）

图片来源：Koo HJ, Lim S, Choe J, et al, 2018. Radiographic and CT Features of Viral Pneumonia.Radiographics, 38(3): 719-739

七、CMV 肺炎与新冠肺炎的鉴别要点

1. CMV 肺炎多见于免疫抑制患者，如器官移植患者；而新冠肺炎人群普遍易感。

2. CMV 肺炎肺部的表现为弥漫性间质性改变，CT 影像表现为两肺弥漫分布的小结节或边界不清的磨玻璃密度影和实变影，不易形成大片状实变影。新冠肺炎初期表现为肺叶、段的磨玻璃密度影，病情进展逐渐由外周向肺门延伸扩展，可有典型铺路石征改变，重症病例有实变或纤维化等表现。

第七节 中东呼吸综合征

一、概述

中东呼吸综合征（Middle East respiratory syndrome，MERS）冠状病毒（MERS-CoV）属于β冠状病毒C亚群，为单股正链RNA病毒。MERS-CoV在环境中具有较强的生存能力，在20℃、40%相对湿度条件下可存活48小时。2012年9月首次在沙特阿拉伯确诊，由于所有病例均和中东有着流行病学关联，因此命名为"中东呼吸综合征"。

MERS-CoV的中间宿主主要为单峰骆驼，主要传播途径为近距离飞沫传播、空气传播及接触传播等，也可通过粪-口途径传播，人群普遍易感。MERS-CoV感染的潜伏期为1.9~14.7天，平均为5.2天。从发病到住院的中位数时间约为4天，从住院到出院或死亡的时间相对较短，中位数分别为7.0天和9.0天。病死率为30%~40%。

二、临床表现

1. 临床症状与体征 常累及多种组织器官，大部分病例有发热、寒战、咳嗽、呼吸急促等，其他症状有全身肌肉关节痛、腹泻、恶心、呕吐、咯血、头痛等。部分病例以呕吐、腹泻起病，无发热，但最终都会出现肺部症状。多数儿童病例症状仅是轻度发热和咳嗽。部分病例进展迅速，出现急性呼吸窘迫综合征、呼吸衰竭或多器官功能障碍综合征，最终导致死亡。

2. 实验室检查 可出现血小板及淋巴细胞计数减少，绝大多数中性粒细胞及单核细胞计数正常，部分出现LDH、AST、

ALT 升高。

3. MERS 的确诊 具备下述 4 项之一：①至少双靶标 PCR 检测阳性；②单个靶标 PCR 阳性产物经基因测序确认；③从呼吸道标本中分离出 MERS-CoV；④恢复期血清 MERS-CoV 抗体较急性期血清抗体水平阳转或呈 4 倍以上升高。

三、病理学表现

MERS-CoV 受体为二肽基肽酶 4（dipeptidyl peptidase 4，DPP4），该受体与 ACE2 类似，主要分布于人下呼吸道组织中。除肺上皮细胞外，DPP4 还分布于肾、肝、胃肠道、心脑血管等多个组织和脏器，因此容易引起多系统损伤。

MERS-CoV 抗原广泛表达于终末细支气管中的Ⅰ型和Ⅱ型肺泡上皮细胞、纤毛支气管上皮和无纤毛的长方体细胞，与 MERS-CoV 相关的病理改变最终可能由持续的上皮细胞增殖、弥漫性肺泡损伤、肺内巨噬细胞浸润和吞噬血细胞引起。MERS 患者肺部通常会出现类似流感病毒感染所产生的机化性肺炎的病理损伤，表现为肺充血、炎性渗出、双肺散在性结节分布及间质性肺炎。

四、影像学表现

1. 以胸膜下和基底部肺组织为主的广泛磨玻璃密度影可沿支气管血管束分布，少部分可伴有实变，病程进展迅速。
2. 可出现小叶间隔增厚、铺路石征、树芽征和小叶中心结节。
3. 可有胸膜下气腔病变，表现为细支气管周围空气潴留，空洞偶见。
4. 可出现胸腔积液和气胸。

5. 可遗留纤维化改变，如牵引性支气管扩张。

6. 可有机化性肺炎改变，如反晕征。

五、诊断

本病主要结合流行病学史、临床表现、实验室检查、影像学检查和相关病原学检查进行诊断。

六、病例展示

患者的 CT 影像学表现见图 4-9～图 4-15。

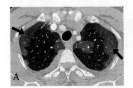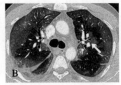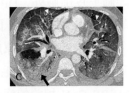

图 4-9　患者，男性，44 岁，MERS

A. 肺窗 CT 轴位示双侧胸膜下大面积磨玻璃阴影（黑箭头）；B. 肺窗 CT 轴位示部分磨玻璃病变沿支气管血管分布（白箭头）；C. 肺窗 CT 轴位示右下肺实变（黑箭头）和双侧平滑的小叶间隔增厚（白三角箭头）

图片来源：Ajlan AM, Ahyad RA, Jamjoom LG, et al, 2014. Middle East respiratory syndrome coronavirus (MERS-CoV) infection: chest CT findings. AJR Am J Roentgenol, 203(4): 782-787

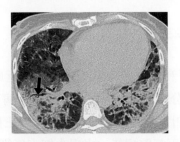

图 4-10　患者，女性，50 岁，MERS

肺窗 CT 轴位示牵引性支气管扩张（箭头），双侧可见大面积磨玻璃阴影和实变影

图片来源：Ajlan AM, Ahyad RA, Jamjoom LG, et al, 2014. Middle East respiratory syndrome coronavirus (MERS-CoV) infection: chest CT findings. AJR Am J Roentgenol, 203(4): 782-787

第 4 章 与其他类型病毒性肺炎的鉴别诊断

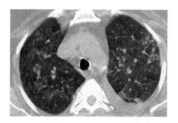

图 4-11 患者，女性，65 岁，终末期肾病合并 MERS

表现为呼吸困难和发热，入院第 10 天 CT 显示多个磨玻璃结节伴小叶间隔增厚，左侧可见胸腔积液

图片来源：Das KM, Lee EY, Langer RD, et al, 2016. Middle East Respiratory Syndrome Coronavirus: What Does a Radiologist Need to Know? AJR Am J Roentgenol, 206(6): 1193-1201

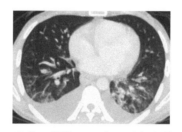

图 4-12 患者，男性，24 岁，医务人员，MERS

肺窗 CT 轴位示双侧树芽样结节、支气管壁增厚、双侧胸腔积液

图片来源：Das KM, Lee EY, Langer RD, et al, 2016. Middle East Respiratory Syndrome Coronavirus: What Does a Radiologist Need to Know? AJR Am J Roentgenol, 206(6): 1193-1201

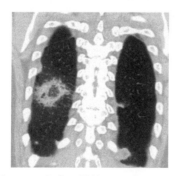

图 4-13 患者，男性，65 岁，MERS

肺窗 CT 冠状位示右肺病灶可见反晕征

图片来源：Das KM, Lee EY, Langer RD, et al, 2016. Middle East Respiratory Syndrome Coronavirus: What Does a Radiologist Need to Know? AJR Am J Roentgenol, 206(6): 1193-1201

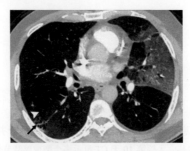

图 4-14 患者，男性，65 岁，MERS

表现为呼吸困难和发热，左肺上叶磨玻璃影呈铺路石征改变，右肺下叶背段（黑色箭头）可见细支气管周围空气潴留，有闭塞性细支气管炎（白三角箭头）的证据

图片来源：Das KM, Lee EY, Langer RD, et al, 2016. Middle East Respiratory Syndrome Coronavirus: What Does a Radiologist Need to Know? AJR Am J Roentgenol, 206(6): 1193-1201

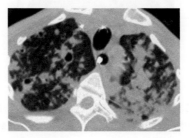

图 4-15 患者，男性，44 岁，终末期肾病合并 MERS

肺窗 CT 轴位示右肺多个腔隙性结节伴空洞，左肺表现为多灶性小叶中心结节

图片来源：Das KM, Lee EY, Langer RD, et al, 2016. Middle East Respiratory Syndrome Coronavirus: What Does a Radiologist Need to Know? AJR Am J Roentgenol, 206(6): 1193-1201

七、MERS 与新冠肺炎的鉴别要点

1. MERS 与新冠肺炎均为人群普遍易感，传染性强，前者病死率更高，但 MERS 的中间宿主是单峰骆驼，患病人群具有较明显的地域分布，病情进展更迅速，从住院到出院或死亡的时间相对较短。

2. MERS 与新冠肺炎均可表现为广泛的磨玻璃密度影改变，以胸膜下分布为特点，均可见铺路石征，但前者可有气腔性病变、空气潴留及树芽征，而新冠肺炎患者此征象少见。

3. MERS 与新冠肺炎的后期均可出现纤维化，甚至合并机化性肺炎，但后者磨玻璃及纤维化可并存。

第八节　严重急性呼吸综合征

一、概述

严重急性呼吸综合征（severe acute respiratory syndrome，SARS）是由严重急性呼吸综合征冠状病毒（SARS-CoV）引起的肺炎，是一种临床表现为进展性肺炎的系统性感染。SARS-CoV 最早于 2002 年 11 月在我国广东省首次报告，其中间宿主主要为果子狸。截至 2003 年 7 月疫情结束，共报道 SARS 病例 8096 例，涵盖 32 个国家和地区，其中死亡 774 例，病死率约为 9.6%。

SARS-CoV 属于冠状病毒科，冠状病毒属，为有包膜的正链 RNA 病毒。SARS-CoV 对脂溶剂敏感，戊二醛、甲醛、过氧化氢、紫外线照射等可使其失去感染性。SARS 主要通过近距离飞沫、空气及接触等方式传播，也存在粪-口、血液、性等传播途径，存在家族及特殊职业聚集性暴发的特点。另外，显性感染者潜伏期具有传染性，隐性感染者也可能存在传染性风险。

二、临床表现

1. 临床症状与体征　以发热起病，伴全身不适、头痛、肌痛、干咳等，进而出现呼吸困难，约 25% 的患者可进展为呼吸衰竭，需机械通气。

2. 实验室检查　外周血白细胞计数一般正常或降低；常有

$CD4^+$、$CD8^+$淋巴细胞数减少。

3. 确诊 主要依靠核酸检测。在疾病早期（发病后 1～7 天）的血清或血浆样本阳性率最高。鼻咽吸出物阳性率在呼吸道症状最严重时（通常为发病后第 2 周）最高。血清和呼吸道病毒滴度与预后相关，滴度越高，预后越差。粪便阳性结果持续时间最长。血清抗体转化所需时间较长，可能出现假阳性，早期诊断价值有限。

三、病理学表现

SARS 是一种全身损伤性疾病，主要靶器官为肺、免疫器官和小静脉，整个病理学表现与 ARDS 相似。SARS-CoV 受体是血管紧张素转换酶 2（ACE2），二者结合效率与病毒感染复制能力有关，主要感染有纤毛的支气管上皮细胞、肺泡Ⅰ型上皮细胞、肺泡Ⅱ型上皮细胞。SARS-CoV 感染时，ACE2 水平下调，使肺内 ACE2 和 ACE1 功能失衡，血管紧张素Ⅱ过度激活血管紧张素Ⅱ1 受体，毛细血管通透性增加，肺水肿和急性肺损伤出现。尸检结果显示肺内病变主要包括急性呼吸窘迫综合征、肺组织损害和肺间质改变。其死因主要是急性弥漫性肺泡损伤、气腔水肿、弥漫性透明膜形成，两肺实变导致有效呼吸面积急剧减少，出现呼吸窘迫、免疫功能低下、全身继发性机会感染等。

四、影像学表现

1. 病灶以下肺、单发为主，多位于肺实质的外围、胸膜下，主要表现为相对清楚的磨玻璃病变、局灶性实变，其内小血管增多、增粗。

2. 磨玻璃可表现为小片状或大片状，小片状常表现为类圆形，磨玻璃病灶进展较快，甚至表现为弥漫性。

3. 肺气腔改变包括肺组织实变、肺泡水肿、局灶性出血等，合并全肺实变时，类似"白肺"表现；根据肺气腔内残存气腔的多少可表现为磨玻璃密度影或肺实变影。

4. 肺间质病变包括小叶间质、小叶间隔增厚，可见铺路石征、胸膜下弧线影，甚至蜂窝影等表现。

5. 空洞、淋巴结肿大及胸腔积液少见。

6. 可出现自发性纵隔积气而不伴有气胸。

五、诊断

本病诊断主要结合流行病学史、临床表现、影像学检查和相关病原学检查。

六、病例展示

患者的CT影像学表现见图4-16～图4-19。

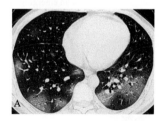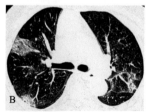

图4-16 SARS患者的影像学表现

A. 肺窗CT轴位示胸膜下磨玻璃密度影，病灶内见铺路石征，部分病灶内可见增粗小血管；B. 肺窗CT轴位示胸膜下磨玻璃密度影内有不规则线条和小叶间隔增厚

图片来源：Ketai L, Paul NS, Wong KT, 2006.Radiology of severe acute respiratory syndrome (SARS): the emerging pathologic-radiologic correlates of an emerging disease. J Thorac Imaging, 21: 276-283.

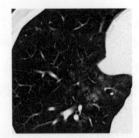

图 4-17　SARS 早期表现

薄层 CT 轴位表现为局灶磨玻璃密度影伴光滑的小叶间增厚

图片来源：Ketai L, Paul NS, Wong KT, 2006. Radiology of severe acute respiratory syndrome (SARS): the emerging pathologic-radiologic correlates of an emerging disease. J Thorac Imaging, 21: 276-283

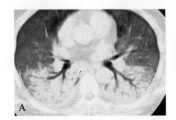 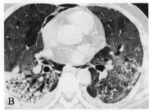

图 4-18　SARS 诱发的弥漫性肺泡疾病和后遗症表现

A. SARS-CoV 感染时的 CT 表现为背部实变、肺中磨玻璃密度影部分保留，出现典型的弥漫性肺泡损伤表现；B. 数月后复查，出现网格影和牵引性支气管扩张，提示肺纤维化

图片来源：Ketai L, Paul NS, Wong KT, 2006. Radiology of severe acute respiratory syndrome (SARS): the emerging pathologic-radiologic correlates of an emerging disease. J Thorac Imaging, 21: 276-283.

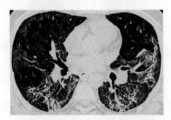

图 4-19　SARS 康复期表现

肺窗 CT 轴位示持续性磨玻璃密度影伴粗大不规则线条、网格影，结构扭曲，可见轻度牵引性支气管扩张

图片来源：Ketai L, Paul NS, Wong KT, 2006. Radiology of severe acute respiratory syndrome (SARS): the emerging pathologic-radiologic correlates of an emerging disease. J Thorac Imaging, 21: 276-283.

第4章 与其他类型病毒性肺炎的鉴别诊断

七、SARS 与新冠肺炎的鉴别要点

1. 二者早期均可呈小片状或大片状磨玻璃样密度影，但 SARS 病灶边界相对较清楚，而且短期进展更迅速，弥漫性病变出现更早，更容易发生弥漫性肺泡损伤，形如"白肺"。

2. 二者均以胸膜下分布多见，有典型铺路石征，后期均可出现间质性纤维化，但 SARS 间质性纤维化更迅猛，甚至出现蜂窝影等不可逆性表现，新冠肺炎可有磨玻璃及纤维化并存表现。

3. SARS 可出现自发性纵隔积气而不伴有气胸，新冠肺炎少见。

参 考 文 献

杜娟, 范学杰, 陈红梅, 等, 2019. 甲流 H1N1 流感病毒性肺炎临床特征及 CT 影像学表现分析. 中华肺部疾病杂志(电子版), 12(3): 296-300.

国家卫生健康委员会, 国家中医药管理局, 2019. 儿童腺病毒肺炎诊疗规范(2019 年版). 传染病信息, 32(4): 293-298.

陆普选, 罗一婷, 郑秋婷, 等, 2019. 流行性感冒影像表现及最新国家诊疗方案要点. 新发传染病电子杂志, 4(1): 56-61.

王岩, 彭芸, 2019. 儿童腺病毒肺炎的影像学特点. 中国小儿急救医学, 26(10): 725-728.

吴炅, 孔俊沣, 何泽清, 等, 2019. 人感染 H7N9 禽流感病毒性肺炎的胸部 X 线与 CT 影像学表现及特征分析. 医学影像学杂志, 29(5): 770-774.

中华人民共和国国家卫生健康委员会, 2019. 流行性感冒诊疗方案(2018 年版修订版). 中华临床感染病杂志, 12(1): 1-5.

Aquino SL, Dunagan DP, Chiles C, et al, 1998. Herpes simplex virus 1 pneumonia: patterns on CT scans and conventional chest radiographs. J Comput Assist Tomogr, 22(5): 795-800.

Chong S, Kim TS, Cho EY, 2010. Herpes simplex virus pneumonia: high-resolution CT findings. Br J Radiol, 83(991): 585-589.

Farrag MA, Almajhdi FN, 2016. Human respiratory syncytial virus:role of innate immunity in clearance and disease progression. Viral Immunol, 29(1): 11-26.

Fleming DM, Elliot AJ, 2007. Respiratory syncytial virus:a sleeping giant?. Eur Respir J, 30(6): 1029-1031.

Jacobs SE, Lamson DM, St George K, et al, 2013. Human rhinoviruses. Clin Microbiol Rev, 26(1): 135-162.

Koo HJ, Lim S, Choe J, et al, 2018. Radiographic and CT features of viral pneumonia. Radiographics, 38(3): 719-739.

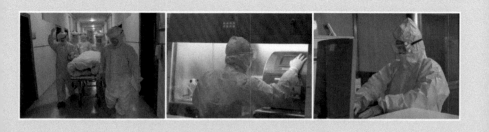

第5章 与细菌性肺炎的鉴别诊断

第一节 大叶性肺炎

一、概述

大叶性肺炎（lobar pneumonia）为一种或多种病原体感染的急性肺部炎症，炎症累及整个肺叶或肺段，无流行病学史，常在受寒、醉酒、疲劳、麻醉状态等诱因后出现，在冬春季节发病较多。病原体大多为细菌，真菌亦可见，病毒罕见，最主要的致病菌为肺炎链球菌，约占40%，而肺炎克雷伯菌约占10%。

二、临床表现

本病多见于青壮年，临床上起病急，以突发高热、恶寒、胸痛、咳嗽、咳铁锈色痰为典型临床特征。在不同病变期间可有不同的阳性体征，如叩诊大片实变浊音、语颤增强、呼吸音减低和肺部有啰音等，重症患者可并发休克。并发症可有肺肉质变、中毒性休克、脓毒败血症、胸膜肥厚和粘连等。血常规检查示白细胞计数及中性粒细胞计数明显升高。近年来，因抗生素的广泛应用，典型的大叶性肺炎少见。

三、病理学表现

病变起始于局部肺泡，并迅速蔓延至整个肺段或多个肺段，多为渗出性炎症，以肺泡纤维素性渗出为主。炎性渗出主要在肺泡，多为原发疾病，而支气管及间质很少有改变。大叶性肺炎的病理改变可分为 4 期。

1. 充血期 发病后 24 小时内为充血期，肺泡壁毛细血管扩张、充血，肺泡内有浆液性渗出液。渗出液中细胞不多，肺泡内仍可含气体。炎性渗液及细菌经细支气管及肺泡壁上的肺泡孔扩展到邻近肺泡而使炎症区扩大。

2. 红色肝样变期 2~3 天后肺泡内充满大量纤维蛋白及红细胞等渗出物，使肺组织变硬而实变，切面呈红色肝样。

3. 灰色肝样变期 4~6 天后肺泡内红细胞减少，代之以大量的白细胞浸润，肺组织切面呈灰色肝样。

4. 消散期 在发病 1 周后肺泡内的纤维性渗出物开始溶解而被吸收、消失，肺泡腔重新充气，2 周内可完全恢复。

四、影像学表现

X 线检查是诊断大叶性肺炎最常用的影像学检查方法，X 线表现与病理分期密切相关，通常 X 线征象较临床症状出现晚。其基本 X 线表现为不同形态及范围的渗出与实变影。胸部 CT 检查多用于鉴别诊断。

1. 早期病变 X 线片常无明显异常，CT 影像显示肺内斑片或磨玻璃密度影，密度不均，边缘模糊，可累及整个肺叶和（或）肺段。

2. 病变进展到实变期（包括红色肝样变期及灰色肝样变期） 肺叶或肺段内全部或大部分实变，可见典型空气支气管征或支气管气像表现，病灶不跨叶间裂，叶间裂一侧病变界线平直清晰，而其他区域则表现为模糊不清，外围阴影逐渐变淡，增强扫描病灶内可见完整的肺血管结构。

3. 消散期（或治疗后） 随着炎症的吸收，病变范围较实变期缩小，密度减低，病变呈散在的、大小不一和分布不规则的斑片、条索影，甚至完全吸收。少数病例可因长期不吸收而演变为机化性肺炎。

4. 肺炎链球菌肺炎 CT 表现 大叶或小叶的实变，一般起始于肺外周的气腔，贴近脏胸膜表面或者叶间裂，通常不累及支气管，支气管充气征清晰可见，甚至达胸膜下，表现为肺实质炎症，常不穿过叶间裂等解剖屏障，可有肺叶膨胀表现。而溶血链球菌肺炎容易出现空洞。

5. 肺炎克雷伯杆菌肺炎 CT 表现 影像学表现复杂，右肺上叶发病最常见，可见大片实变及坏死脓腔，有局限感，由于痰液黏稠，会造成叶间裂膨出或者斜裂下坠表现，支气管充气征多显示不清，少见混合性磨玻璃密度影，肺内可有蜂窝样或坏死脓腔表现。其多见于吸烟者及糖尿病、慢性阻塞性肺疾病（慢阻肺）等患者。

五、诊断

本病的诊断主要结合相关临床病史（如上呼吸道感染史、咳铁锈色痰等）、实验室检查和影像学检查。

六、病例展示

患者的 CT 影像学表现见图 5-1～图 5-3。

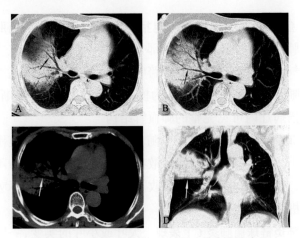

图 5-1 患者,女性,60 岁,大叶性肺炎

A、B. 肺窗 CT 轴位示右肺上叶大片状高密度影,密度不均匀,边缘模糊,其内可见空气支气管征(箭头);C. 纵隔窗 CT 轴位示内部空气支气管征清晰可见(箭头);D. 肺窗 CT 冠状位示病灶下缘以叶间裂为界,边界清晰(箭头),病灶上缘边界不清

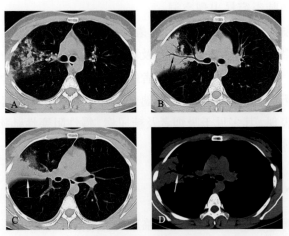

图 5-2 患者,女性,29 岁,大叶性肺炎

A. 肺窗 CT 轴位示右肺上叶多发斑片状高密度影,边缘模糊;B. 右肺上叶病灶局部实变,内可见空气支气管征(箭头);C. 叶间裂光滑清晰(箭头);D. 纵隔窗 CT 轴位示实变病灶,其内可见空气支气管征(箭头)

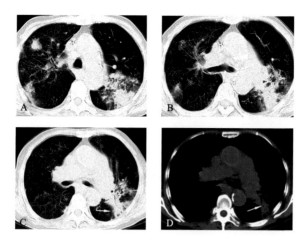

图 5-3 患者，男性，69 岁，肺炎克雷伯菌肺炎

A、B. 肺窗 CT 轴位示两肺多发斑片、团片影，以左肺上叶为著，边缘模糊；C. 左肺叶间裂有轻度下坠感（箭头），空气支气管显示不佳；D. 纵隔窗 CT 轴位示病灶局部实变，近段支气管部分显示，远段支气管显示不清（箭头）

七、大叶性肺炎与新冠肺炎的鉴别要点

1. 大叶性肺炎多发生于中青年，以高热、咳铁锈色痰为其典型临床表现，白细胞计数、中性粒细胞计数升高，临床与影像学表现同步；而新冠肺炎在任何年龄的人群中均可发病，具有典型流行病学史及接触史，早期白细胞计数多不升高或轻度升高。

2. 大叶性肺炎多发生在肺泡实质，出现大叶性实变；而新冠肺炎病变多以间质为主，外围及中央间质多见，实变相对少见。

3. 大叶性肺炎多为整个肺叶或肺段实变，叶间裂侧界面平直清晰；而新冠肺炎不按肺叶段走行，多为小叶性或融合小叶，形态不规则，胸膜下病灶有长径平行于胸膜、垂直于支气管血管束的特点。

4. 大叶性肺炎实变期多不出现磨玻璃影，间质性病变表现少；而新冠肺炎可以有纯磨玻璃影、混合磨玻璃影及小叶间隔增厚等间质性表现，典型者可见铺路石征。

5. 大叶性肺炎预后较好，2周内吸收消散，后期可出现机化性肺炎表现；而新冠肺炎进展迅速，病死率高，后期可出现肺纤维化等表现。

第二节 支气管肺炎

一、概述

支气管肺炎又称为小叶性肺炎，多见于婴幼儿、老年人及极度衰弱患者。病原体可为细菌，也可为病毒或真菌，以细菌比较常见，常见的致病菌为肺炎链球菌、金黄色葡萄球菌等。支气管肺炎多为某些疾病的并发症，如麻疹、流感病毒、吸入性或坠积性肺炎等，也可在机体抵抗力降低或在糖尿病、血液病等原有基础疾病上发生。近年来合并肺炎支原体、衣原体和流感嗜血杆菌感染的肺炎发病率有上升趋势。

二、临床表现

支气管肺炎的临床表现较重，多有高热（多为弛张热）、咳嗽、咳泡沫样黏痰或脓痰，并伴有呼吸困难、发绀及胸痛等；胸部听诊有中、小水泡音，为散在局灶性浊音。本病发生于极度衰竭的老年人时，因机体反应性低，体温可不升高，血白细胞计数也可不升高。重症时可以出现心力衰竭、呼吸衰竭、脓毒血症、支气管扩张等并发症。经及时有效治疗，患者大多可痊愈，年老体弱者预后大多不良。

三、病理学表现

支气管肺炎多由支气管炎和细支气管炎发展而来。病变常始于细支气管,并向其周围所属肺泡蔓延。肺泡病变以小叶支气管为中心,经过终末细支气管延及肺泡,在支气管和肺泡内产生炎性渗出物,以中性粒细胞渗出为主,为化脓性炎症。炎性反应可通过气道壁迅速扩散而进入邻近肺小叶。病变范围多为小叶性,呈散在性两侧分布,也可融合成片状。由于细支气管炎性充血、水肿及渗出,极易导致细支气管不同程度的阻塞,可出现小叶性肺气肿或肺不张。胸膜多不受累。

四、影像学表现

1. 支气管炎及支气管周围炎,两肺支气管血管束增粗模糊,病变多见于两肺中下肺野的中内带。

2. 沿支气管血管束分布,散在且密度不均匀,呈斑点、斑片状影,典型者呈腺泡样形态,边缘较淡且模糊不清,病变可融合成片状甚或大片状。

3. 小片状实变影的周围因支气管炎性阻塞,常伴阻塞性肺气肿或小叶肺不张,周围肺组织可有代偿性肺气肿表现。

4. 空洞或肺气囊:常见于金黄色葡萄球菌支气管肺炎,病灶液化坏死可形成空洞,表现为斑片影内的薄壁类圆形透亮阴影。肺气囊为引流支气管因炎症而形成活瓣作用致空洞内气体逐渐增多所致。

5. 支气管肺炎经治疗后可完全吸收消散,肺部恢复正常。久不消散的支气管肺炎可引起支气管扩张,融合成片的炎症长期不吸收可演变为机化性肺炎。

6. 金黄色葡萄球菌支气管肺炎:急性起病,全身中毒症状明显,咳嗽、咳脓痰,多数患者消瘦,病情较重,容易血行播散及出现并发症,外周血白细胞计数及中性粒细胞计数比值明显升高,可行痰、血细菌培养确诊。典型的影像学特点为肺内病灶多发,可有肺气囊、肺脓肿和脓胸,存在游走性。

五、诊断

本病的诊断主要结合临床病史(儿童多见及相关诱因等)、实验室检查和影像学检查。

六、病例展示

患者的CT影像学表现见图5-4、图5-5。

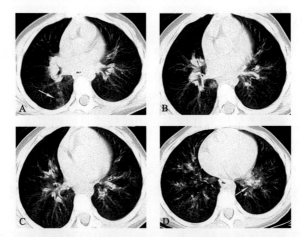

图5-4 患者,女性,3岁,支气管肺炎

A~D. 肺窗CT轴位示两肺支气管血管束增多,管壁增厚伴周围斑片状磨玻璃影,边缘模糊;A. 显示右肺下叶腺泡结节(箭头);D. 左肺下叶局部小叶性实变(箭头)

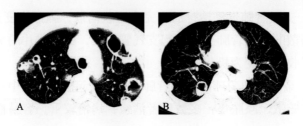

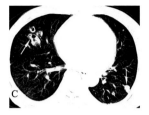
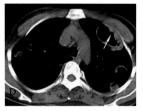

图 5-5 患者，女性，55 岁，金黄色葡萄球菌肺炎

A~C. 肺窗 CT 轴位示两肺多发结节、斑片影，内见空洞及肺气囊影（箭头）；D. 纵隔窗 CT 轴位示空洞内壁光整，毗邻胸膜增厚（箭头）

七、支气管肺炎与新冠肺炎的鉴别要点

1. 支气管肺炎多见于婴幼儿及年老体弱者，白细胞计数多升高，临床表现与影像表现同步；而新冠肺炎可发生于任何人，具有典型流行病学史及接触史，早期白细胞计数多不升高或轻度升高。

2. 支气管肺炎多为化脓性炎症，可出现小叶性实变；而新冠肺炎病变多以间质为主，外围及中央间质多见，实变相对少见。

3. 支气管肺炎以小叶支气管为中心，多位于两肺下叶，范围相对较小；而新冠肺炎多随机分布，形态不规则，可融合，胸膜下病灶有长径平行于胸膜、垂直于支气管血管束的特点。

4. 支气管肺炎主要以实质性病变为主，间质受累较轻，可伴阻塞性肺气肿或小叶肺不张，可以出现空洞或肺气囊；而新冠肺炎以间质性表现多见，小叶间隔广泛增厚，典型者可见磨玻璃影、铺路石征等，空洞、肺气囊少见。

5. 细菌、病毒及真菌等均可引起支气管肺炎，支气管肺炎可为新冠肺炎并发症的表现，需结合相关临床病原学检查确诊。

6. 支气管肺炎常规抗炎有效，及时治疗 2 周可吸收消散，不及时治疗或免疫力低下者预后不佳，后期可出现机化性肺炎表现；而新冠肺炎进展迅速，病死率高，后期出现纤维化甚至不可逆后遗症改变。

参 考 文 献

白人驹，张雪林，2010. 医学影像诊断学. 3版. 北京：人民卫生出版社，200-202.

毛旖川，朱静芬，李勇刚，2018. 多重耐药肺炎克雷伯杆菌肺部感染临床与CT特征. 新发传染病电子杂志，3(4)：206-209.

王志强，2019. 肺炎克雷伯杆菌肺炎的CT征象分析. 中国实用医药，14(36)：33-35.

张嵩，2018. 肺部疾病临床与影像分析. 北京：科学出版社，287-293.

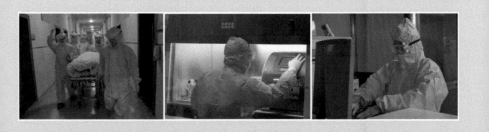

第6章 与支原体肺炎的鉴别诊断

一、概述

支原体肺炎(mycoplasmal pneumonia)是由肺炎支原体引起的以间质病变为主的肺部炎性病变,常可同时合并咽炎、支气管炎等。支原体肺炎与普通细菌性肺炎及病毒性肺炎有明显区别,肺炎支原体较一般细菌小,较病毒大,大小约为200nm,是能独立生活的最小微生物。肺炎支原体无细胞壁,仅由3层膜组成细胞膜,肺炎支原体含有RNA和DNA。肺炎支原体主要引起呼吸系统病变,这种微生物由口、鼻的分泌物经空气传播,引起散发性的甚至流行性呼吸道感染,多发生于冬春及夏秋之交。近年来,发现肺炎支原体已成为社区获得性肺炎的主要致病菌之一。

二、临床表现

支原体肺炎起病多隐袭,多数症状较轻,可为咽炎、支气管炎等表现,主要有发热、乏力、头痛、肌痛、咽痛等症状,一般无高热表现,可有刺激性干咳,白色黏液痰、脓痰,甚至血痰，也出现恶心、食欲缺乏、呕吐、腹泻、关节痛、心肌炎、皮肤斑丘疹等肺外表现。少数重症者可有高热、气短及呼吸困难，剧咳时有胸痛，部分患者可无自觉症状，而在体检时发现。自然病程大概数日至2～4周不等，大多数患者于8～12天退热，恢复期需1～2周。

实验室检查：白细胞计数正常或略高，单核细胞计数绝对值常升高，支原体抗体呈阳性，发病后2～3周血冷凝集试验比值升高（可达1：64）。

三、病理学表现

支原体侵入肺内，生长在纤毛上皮之间，不侵入肺实质，其细胞膜上有神经氨酸受体，可吸附于宿主的呼吸道上皮细胞表面，抑制纤毛活动和破坏上皮细胞，引起支气管、细支气管壁黏膜增厚及其周围间质充血、水肿，管腔内有多核细胞、脱落上皮细胞，肺泡壁和间隔有中性粒细胞、单核细胞、浆细胞浸润，侵入肺泡可产生肺泡浆液性渗出性炎症，病变范围可从小叶、段到大叶，可发生灶性肺不张、肺实变和肺气肿。严重时可引起肺实质的广泛出血和渗出。

四、影像学表现

HRCT检查的早期主要改变为肺间质炎症，单侧或双侧，支气管壁增厚，渗出性影较淡，可见弥漫和（或）多灶的磨玻璃密度影、小叶中心结节、腺泡结节、树芽征、树雾征等，病灶由肺门向外周蔓延，可以有血管增粗征、淋巴结肿大、胸腔积液、肺气肿、区域性肺不张等表现，也可出现此起彼伏（老病灶消失、新病灶出现或新老病灶交替）特征。儿童病例可为肺叶和肺段实变影。支原体肺炎病灶变化较快，多在2～3周消失，少数治疗不及时患者可发展成肺脓肿或机化性肺炎。

1. 支气管炎及周围间质炎　表现为支气管壁增厚，小叶中心结节，网格影，边缘模糊，部分可融合，周围间质被浸润。

2. 树芽征　远端棒状、杵状增粗，为细支气管或终末支气管腔内黏液堵塞所致。

3. 腺泡结节　小结节状高密度影，为腺泡渗液填充所致，未填充完全可表现为磨玻璃密度影。

4. 小叶实变、磨玻璃影及间质融合　病变介于实变与结节之间，中央病变围绕支气管分布，呈多发融合病灶，边界可模糊，属于细支气管炎、远端肺泡炎及周围间质炎，大片实变时可以有含气支气管征，也可以完全实变。

5. 树雾征　炎症向间质或肺泡腔蔓延的表现，有磨玻璃密度影改变，病理表现为淋巴细胞及浆细胞浸润。

五、诊断

本病的诊断主要结合临床病史、实验室检查、病原学检查及相关典型影像学表现等。

六、病例展示

患者的 CT 影像学表现见图 6-1～图 6-3。

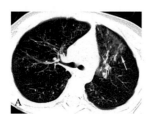 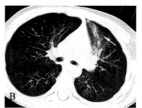

图 6-1　患者，男性，3 岁，支原体肺炎

A. 肺窗 CT 轴位示两肺多发斑片、片絮影，左肺上叶树芽征（箭头）；B. 左肺上叶局部支气管壁增厚，周围片絮状模糊影，显示树雾征（箭头）

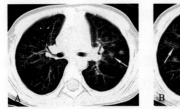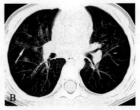

图 6-2　患者，男性，4 岁，支原体肺炎

A. 肺窗 CT 轴位可见沿支气管血管束走行的渗出影，并见腺泡结节（箭头）；B. 右肺上叶支气管血管束周围片絮状影，显示树雾征（箭头）

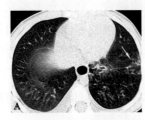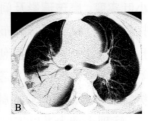

图 6-3　患者，男性，1 岁，支原体肺炎

A. 肺窗 CT 轴位示左肺下叶可见树芽征、树雾征（箭头）；B. 右肺上叶可见大片实变影，其内可见充气支气管征（箭头）

七、支原体肺炎与新冠肺炎的鉴别要点

1. 支原体肺炎临床症状轻，影像学表现重，而一般细菌性肺炎、新冠肺炎影像与临床表现一般比较同步，另外新冠肺炎具有典型流行病学史及接触史。

2. 支原体肺炎在儿童与青少年人群中很常见，支原体肺炎患者的血常规示白细胞计数正常或轻微异常，与新冠肺炎有一定交叉，支原体抗体及新冠肺炎核酸检测可予以鉴别。

3. 支气管壁增厚、腺泡结节、树芽征和树雾征，是支原体肺炎典型影像学表现，而支气管血管束增粗伴周围走行的磨玻璃密度影多见于早期或进展期新冠肺炎，此表现类似于支原体肺炎，但是新冠肺炎的树雾征及树芽征均少见。

第6章 与支原体肺炎的鉴别诊断

4. 新冠肺炎以磨玻璃及混合磨玻璃密度影多见,常伴有小叶间隔增厚,可见细网格影及铺路石征,早期支气管一般不受累,而支原体肺炎常见支气管壁增厚、树雾征、树芽征等。

5. 支原体肺炎与新冠肺炎均有小叶结节融合表现,甚至大片实变,可见含气支气管征,支原体肺炎病灶常是沿着支气管血管束及其周围间质蔓延的,但新冠肺炎病灶以随机分布、胸膜下为主,常可见胸膜下小叶性、楔形或扇形渗出影,长径平行于胸膜、垂直于支气管血管束等。

6. 支原体肺炎部分病例可以有淋巴结肿大、胸腔积液、肺气肿等继发表现,而这些均为新冠肺炎的少见表现。

7. 支原体肺炎影像学表现存在此起彼伏的特点,而且病程较长,后期可出现机化性肺炎表现;而新冠肺炎短期进展迅速,范围扩大,转归期修复机化,出现纤维化等不可逆性后遗症改变。

参 考 文 献

白人驹,张雪林,2010. 医学影像诊断学. 3版. 北京:人民卫生出版社,202-203.

魏金凤,邵启民,赵仕勇,等,2016. 患儿支原体肺炎与衣原体肺炎的临床特征分析. 中华医院感染学杂志,26(7):625-627.

赵彤,刘威,2016. 小儿支原体肺炎胸部CT影像特征分析. 医学综述,22(16):3327-3328.

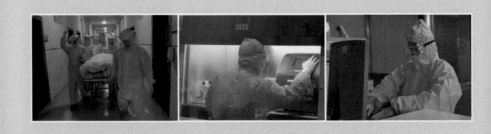

第7章 与肺真菌感染的鉴别诊断

第一节 肺曲霉病

一、概述

肺曲霉病（pulmonary aspergillosis）为肺部最常见的真菌病，主要因吸入曲霉菌孢子而发病，是一种机遇性感染，条件致病菌，多为继发性，常有原发疾病和易感因素，原发疾病包括恶性肿瘤、结缔组织病、系统性红斑狼疮、器官移植等。易感因素包括机体免疫力下降、反复或长期应用药物（如抗生素、免疫抑制剂、激素、化疗药物）等，少数因消化道或上呼吸道曲霉菌感染经血行播散至肺部。曲霉菌在呼吸系统常引起腐生型病变，它寄生在肺原有病变（如结核性空洞、肺癌空洞、慢性肺脓肿、肺囊肿、肺大疱及支气管扩张等）所致的空洞或空腔内，该菌的菌丝呈游离状态，形成曲霉球。其对适宜的广谱抗生素治疗无效。

二、临床表现

本病临床表现多样，与吸入曲霉菌量及机体对曲霉菌发生的变态反应程度有关。该病可不引起临床症状，也可起病急，如咳嗽、咳痰、胸痛、咯血等，发热但通常不高热，有的患者起病缓慢，出现低热、夜间盗汗、消瘦、反复咳嗽等，病情时好时坏。

三、病理学表现

曲霉菌属于条件致病菌，来源于气道病变，主要感染途径是经呼吸道进入肺组织。局限型时常继发于支气管囊肿、结核空洞等肺内的空洞或空腔，在繁殖过程中，菌丝、纤维素、细胞碎屑及黏液互相混合而形成曲霉球。发生于支气管者则由于过敏反应，支气管分泌物黏稠而不易排出，滞留于支气管内形成黏液嵌塞。局限型时，曲霉菌菌丝黏附于气道不脱落，周围血管不受侵犯，多不出现血行播散或周围肺内间质性改变。当为侵袭性或半侵袭性时，曲霉菌菌丝致病，孢子不致病，菌丝被中性粒细胞吞噬，孢子被单核/巨噬细胞吞噬，菌丝可侵入周围血管、支气管而致病形成菌栓，引起周围局部梗死、炎症、化脓及肉芽肿性病变。

晕征的病理表现提示凝固性坏死伴坏死性血管炎，是曲霉菌侵犯血管形成菌栓后血管栓塞所致，在CT上表现为病灶周围环绕的磨玻璃密度影。

四、影像学表现

影像学诊断多为排他性，主要是排除肿瘤、非特异性细菌感染、结核、病毒、肺梗死等病变。

CT 表现为两肺多发，以两肺上叶常见，沿气道播散，可见曲霉球、空气新月征、钙化、大片空腔或坏死，支气管黏液嵌塞（或黏液栓）表现为柱状致密影，手套征、楔形实变、多样化病灶并存，可伴有晕征、反晕征、煎蛋征、空洞、洞丝征。

曲霉病主要分为 4 种类型。

（1）曲霉球（寄生性曲霉病）：较具典型的特征，为肺内空洞或空腔性病变内球形致密影，边缘光整，可有钙化，增强扫描无强化，改变体位时曲霉球位置可以发生变化；空洞（或空腔）壁与曲霉球之间可见新月形或环状透亮影，称为空气新月征，提示病灶开始吸收消散，预后明显好于不出现空洞者。

（2）变态反应性支气管肺曲霉病（ABPA）：多有哮喘病史，支气管呈囊状扩张或分支分叉，支气管内常见软组织病变或黏液潴留影、手套征，周围可有阻塞性炎症。

（3）慢性空洞型肺曲霉病：病史较长，周围可见纤维条索影，有空洞或空气新月征，但空气新月征不随体位而改变，这点与曲霉球相反。

（4）侵袭性肺曲霉病：包括血管侵袭型、支气管侵袭型、肺侵袭型、混合型，表现为两肺多发斑片、结节影，支气管周围纵向播散，可有树芽征、支气管黏液栓，晕征、反晕征，空洞，多样化病灶并存，可以出现小叶实变、融合影及肺门淋巴结肿大。

五、诊断

本病的诊断主要结合临床病史（条件致病菌因素等）、实验室检查、病原学检查及相关典型影像学表现等。

六、病例展示

患者的 CT 影像学表现见图 7-1～图 7-3。

第 7 章　与肺真菌感染的鉴别诊断

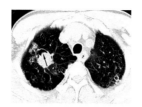

图 7-1　患者，男性，44 岁，肺曲霉球

肺窗 CT 轴位示右肺上叶类圆形结节灶，上缘可见空气新月征（箭头），边缘清，周围可见散在斑片模糊影，两肺间隔旁可见肺气肿

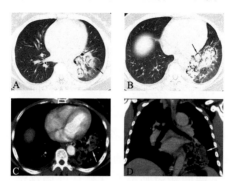

图 7-2　患者，女性，49 岁，侵袭性肺曲霉病

A. 肺窗 CT 轴位示左肺下叶有团片状影、边缘磨玻璃晕征（箭头）；B. 左肺下叶病灶边缘空气新月征（箭头）；C、D. 增强影像示肺内支气管黏液栓形成（箭头），无强化，左侧可见少量胸腔积液

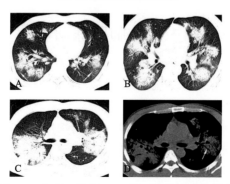

图 7-3　患者，男性，35 岁，侵袭性肺曲霉病

A. 肺窗 CT 轴位示两肺支气管血管束周围多发结节、团块影，周围伴晕征（箭头）；B、C. 两肺内多样化病灶，周围树芽征，部分实变、融合；D. 纵隔窗 CT 示部分病灶实变，可见空气支气管征（箭头）

七、肺曲霉病与新冠肺炎的鉴别要点

1. 肺曲霉病有原发疾病和易感因素，为条件致病菌；而新冠肺炎有典型的流行病学史、接触史及相关临床症状。

2. 当肺内病灶表现为孤立性结节伴晕征时，需要与曲霉球相鉴别，空洞（腔）内曲霉球形态规则，密度均匀，边缘光整，空气新月征及改变体位有变化为其特征性表现；而新冠肺炎表现为孤立性结节时，通常表现密度不均匀，后期进展迅速，形态变化大。

3. 肺曲霉病可出现支气管黏液嵌塞，表现为沿支气管走行的柱状影、手套征，多发生于近侧支气管；而新冠肺炎支气管黏液嵌塞少见，可见正常空气支气管走行。

4. 侵袭性肺曲霉病表现为多发、多样化病灶并存，与进展期新冠肺炎表现类似，但前者通常纵向播散合并树芽征，可有空洞表现，而进展期新冠肺炎通常是从外周逐渐向中央进展，表现为磨玻璃或混杂磨玻璃密度影，可合并铺路石征，胸膜下病灶常表现出与胸膜平行，树芽征较少见，空洞也不多见。

第二节　肺隐球菌病

一、概述

肺隐球菌病（pulmonary cryptococcosis）是由新型隐球菌或格特隐球菌感染所引起的真菌性疾病，在真菌发病率中仅次于曲霉菌，多数为机会性感染，此菌为土壤、牛乳、鸽粪和水果等腐生菌，感染途径为吸入性。多见于中青年人（40～60岁成人），男性多见。长期接受激素、抗癌药或广谱抗生素治疗的患者易诱发本病。免疫正常的人亦可发生。本病容易侵犯肺

和中枢神经系统，也可侵犯骨骼、皮肤、黏膜和其他脏器。近年来感染率有增加的趋势。

二、临床表现

临床症状轻，呈亚急性或慢性感染。多数患者无明显症状，少数可有咳嗽、发热、胸痛、气急、头痛等不适，可有少量黏稠痰，偶有咯血、血痰，侵犯中枢神经系统时，可有慢性脑膜炎、脑膜脑炎或颅内压增高等症状。血清病原学和组织学检查可确诊，腰椎穿刺行脑脊液检查可排除隐球菌脑膜炎的发生。有时肺部影像学表现明显而临床症状相对较轻。

三、病理学表现

多数正常人感染可以自愈或病变局限于肺部，有的病原体在肺内存活较长时间而不致病，当机体抵抗力低下时才发病。新型隐球菌的菌壁多为夹膜包裹，不能形成菌丝，夹膜多糖为其主要致病物质，易被巨噬细胞吞噬。病理改变取决于宿主的免疫反应、病原体的数量和毒力。免疫功能正常者，肺内发生非干酪性肉芽肿，可为孤立性或广泛性的小肉芽肿（如结节或肿块）。而免疫功能低下者，不易见到肉芽肿，在肺泡腔内充满隐球菌孢子时，中央可有凝固性坏死，容易出现严重肺部感染和全身血行播散。

四、影像学表现

1. 本病可表现为结节或肿块型（微结节或网织结节）、浸润实变型、混合型。

2. 免疫功能正常者，单发或多发结节或肿块，实变少见。

3. 免疫功能低下者，形态多样，大小不一，结节、粟粒性病变、片状渗出实变，有时融合呈炎性肿块改变，延迟强化，可有胸腔积液表现。

4. 胸膜下多见，伴随征象有晕征、空洞、近端支气管充气征、胸膜广基底相连、树芽征、钙化、干酪样坏死、胸膜凹陷征少见，肺门及纵隔淋巴结一般无肿大。

5. 肺内表现轻时，仅表现为肺内局限性支气管周围炎症；免疫功能低下的患者或晚期病例病变时可表现为广泛的肺实变影，甚至血行播散，表现为肺内弥漫粟粒影及肺外（如脑、脑膜）播散灶。

6. 多数病灶缓慢进程，也可短期内复查发现变化快，甚至有融合趋势，吸收后可有坏死空洞、纤维化及支气管扩张等表现。

五、诊断

本病的诊断主要结合临床病史（条件致病、脑部症状等）、实验室检查、病原学检查及相关影像学表现等。

六、病例展示

患者的 CT 影像学表现见图 7-4～图 7-6。

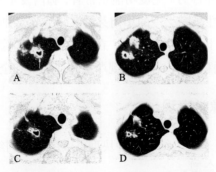

图 7-4　患者，男性，28 岁，肺隐球菌病

A. 肺窗 CT 轴位示右肺上叶胸膜下多发结节影，内见空洞（箭头），内壁光整；B. 右肺上叶结节影周围可见晕征（箭头）；C、D. 治疗 20 天后复查，病灶吸收缩小，局部有纤维化表现

第 7 章 与肺真菌感染的鉴别诊断

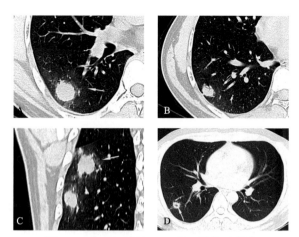

图 7-5　患者，男性，29 岁，肺隐球菌病

A、C. 右肺下叶多发结节，边缘不光整，周围片状磨玻璃晕征（箭头）、树芽征；B. 近端支气管充气征（箭头）；D. 治疗 1 个月后，病灶吸收缩小伴空洞形成（箭头），周围胸膜被牵拉

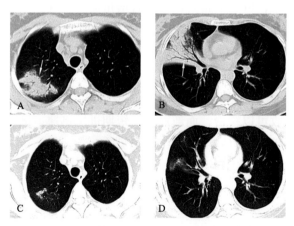

图 7-6　患者，女性，30 岁，肺隐球菌病

A. 右肺上叶团片状实变影（箭头），边缘不清，可见晕征；B. 右肺中叶团片影，内见空气支气管征（箭头），周围可见少量磨玻璃影；C、D. 治疗后复查，肺内病灶明显吸收好转

七、肺隐球菌病与新冠肺炎的鉴别要点

1. 肺隐球菌病多为机会性感染，感染途径为吸入性，中青年男性多见，有诱发因素更容易致病；而新冠肺炎有典型流行病学史及接触史，任何年龄均可出现，存在家庭聚集性发病。

2. 肺隐球菌病临床症状轻，影像学表现重，容易误诊，对中枢神经系统有高亲和力；而新冠肺炎的临床表现及影像学表现同步，传染强，病死率高。

3. 肺隐球菌病在肺内表现为局限性炎症时，需要与轻型新冠肺炎相鉴别，后期治疗复查变化较大时，需行核酸检测排查新冠肺炎。

4. 肺隐球菌病的早期纯磨玻璃影少见，可有细网格影表现；而新冠肺炎早期即可出现纯或混合磨玻璃密度影，小叶间隔广泛增厚，可见铺路石征、血管增粗征等表现。

5. 肺隐球菌病和新冠肺炎均在胸膜下多见，亦可呈结节伴晕征表现，但前者结节密度相对均匀，可出现近端支气管充气征及空洞，后者结节密度常不均匀，后期形态变化大，空洞少见。

6. 肺隐球菌病多以结节或肿块型出现，实变相对少见，治疗过程吸收可以缓慢，而新冠肺炎短期进展迅速，结节或肿块型少见，重症期以实变及纤维化多见。

参 考 文 献

白人驹，张雪林，2010. 医学影像诊断学. 3 版. 北京：人民卫生出版社，219-221.

陈剑，周利，张毅，2016. 45 例真菌性肺炎患者的临床分析. 国际检验医学杂志，37(24)：3490-3492.

冯瑞枝，林波淼，梁文，等，2016. 肺隐球菌病的 CT 影像表现. 临床肺科杂志，21(11)：1986-1989.

第 7 章　与肺真菌感染的鉴别诊断

黄耀, 隋昕, 宋兰, 等, 2019. 肺隐球菌病影像学表现. 中国医学科学院学报, 41(6): 832-836.

谭国强, 龙晚生, 马雁秀, 等, 2013. 肺隐球菌病的CT诊断及病理对照. 临床放射学杂志, 32(9): 1272-1275.

王永春, 黄振国, 史晶, 等, 2011. CT对侵袭性肺真菌感染的诊断价值. 中华医学杂志, 91(1): 20-22.

张悦, 吴麟, 曾献军, 等, 2013. 不同致病菌肺真菌病的CT表现与病理对照. 实用医学杂志, 29(23): 3897-3900.

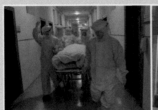
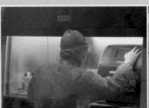
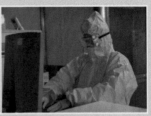

第 8 章　与卡氏肺孢子虫肺炎的鉴别诊断

一、概述

卡氏肺孢菌（pneumocystis carinii，PC）是一种真菌，广泛寄生在人和哺乳动物的肺泡内，在健康宿主体内并不引起症状。在艾滋病、器官移植后免疫抑制剂应用及肿瘤放化疗等各种原因导致的免疫功能下降的患者中，卡氏肺孢菌在肺泡内大量繁殖，引起炎性细胞增生、弥漫性肺泡渗出、实变及肺间质增厚、纤维化，导致卡氏肺孢子虫肺炎（pneumocystis carinii pneumonia，PCP）的发生。PCP 是艾滋病患者最常见、最严重的机遇性感染之一，约 85% 的晚期艾滋病患者合并 PCP，约 25% 的艾滋病患者死于本病。

二、临床表现

本病的临床表现无特异性，可表现为进行性呼吸困难、咳嗽无痰、发热。进展快，通常持续数天至数周。肺部听诊无明显异常，或仅有轻微干、湿啰音。

三、病理学表现

艾滋病进程及治疗、器官移植后免疫抑制剂应用及肿瘤放化疗等各种病因导致的机体免疫功能不断下降,卡氏肺孢菌开始在肺泡内大量繁殖,引起炎症反应,侵犯肺泡间质,可引起Ⅰ型肺泡上皮细胞损害、Ⅱ型肺泡上皮细胞和单核/巨噬细胞增生,导致肺间质增厚,病情长期反复导致间质性纤维化,从而引起肺泡渗出性病变,肺实变。这些进而导致肺通气、换气功能障碍,最终引起低氧血症和呼吸衰竭。

四、影像学表现

本病表现出广泛或局限性的磨玻璃密度影。慢性及复发的病例可引起小叶间隔增厚及网格影。可出现囊性病变、自发性气胸及肺实变影。肺囊虫繁殖迅速,几乎分布于所有肺泡和支气管腔内。间质性改变早期以肺门周围为主,继而整个肺野混浊,呈磨玻璃样改变,常不伴肺门及纵隔淋巴结肿大和胸腔积液。

根据不同时期肺部 CT 的不同表现,将 PCP 分为 3 期。

(1)早期表现为肺内多发粟粒状小结节,以双肺的中下肺野分布明显,同时可见肺门影增大。

(2)中期表现为粟粒结节融合扩大,呈弥漫磨玻璃样改变,病灶自肺门向两侧肺野内浸润,中下肺明显,常呈地图样或铺路石征,其内有时可见支气管气像,肺野外带可出现代偿性肺气肿征象。

(3)晚期代偿修复期,可见大片状高密度影及纤维条索影、网格影改变。

五、诊断

对于 PCP,符合以下第 1 项标准或任意 4 项标准即可以诊断：①痰检、支气管镜活检或支气管肺泡灌洗液检验 PC 阳性；②符合艾滋病诊断标准或其他严重免疫力低下；③CD4≤200/mm^3；④具有干咳、呼吸困难、发热、胸痛或体质量下降，而胸部体征不明显；⑤有典型的胸部 X 线表现；⑥经验性抗 PCP 治疗有效；⑦连续 3 次检验血清乳酸脱氢酶逐渐升高。

六、病例展示

患者的 CT 影像学表现见图 8-1。

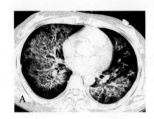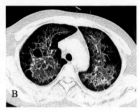

图 8-1　患者，男性，39 岁，卡氏肺孢子虫肺炎

胸部 CT 示两肺弥漫片状高密度影，沿肺门向肺外周延伸，呈地图样或铺路石征，而肺野胸膜下受累轻微

七、PCP 与新冠肺炎的鉴别要点

1. PCP 有诱发因素，好发于免疫功能低下患者，最常见于艾滋病患者。而新冠肺炎则人群普遍易感，且有典型流行病学史及接触史。二者临床症状均无特异性，早期均表现为肺间质性疾病症状，而后可出现呼吸困难等表现。

2. PCP 需要从肺组织、痰或支气管肺泡灌洗液中检出孢子菌的包囊或滋养体而确诊。但由于采样及技术原因，临床工作中无法普及，更多依赖临床诊断。新冠肺炎诊断的金标准也是核酸检测，同时兼顾临床诊断。二者临床诊断均包括典型 CT 表现。

3. PCP 和新冠肺炎均需积极治疗随访。PCP 进展快，短期可进展为呼吸困难。而后者进展也迅速，死亡率高。

4. PCP 在肺内表现为局限性炎症时，需要与轻型新冠肺炎相鉴别，PCP 常从肺门旁向外带蔓延，而后者常发病于两下肺胸膜下区域，后期进展迅速，形态变化大，有从外周逐渐向中央进展的表现，恰好与 PCP 由肺门向外周进展的表现相反，短期复查可依据其鉴别。后期治疗复查变化较大时，需行核酸检测排查新冠肺炎。

5. PCP 典型表现包括渗出性磨玻璃影、渗出性斑片影、间质性实变影、气囊性病变及粟粒影。而新冠肺炎极少有肺气囊性及粟粒样改变。

6. PCP 经抗 PC 治疗，效果显著。而新冠肺炎目前无特效药物，临床以支持、对症治疗为主。

参 考 文 献

白人驹, 张雪林, 2010. 医学影像诊断学. 3 版. 北京: 人民卫生出版社, 210-211.

戴杰, 康顺爱, 李亚杰, 等, 2006. 浅谈传染病消毒. 中国地方病防治杂志, 20(6): 366-368.

陆普选, 杨根东, 刘锦清, 等, 2003. 艾滋病并发卡氏肺孢子虫肺炎的 X 线和 CT 诊断. 中国医学影像学杂志, 11(3): 116-118.

徐安健, 谷俊朝, 2010. 肺孢子虫肺炎的诊断. 中国热带医学, 10(3): 376-377.

张文福, 徐勇辉, 2015. CT 对 HIV 相关卡氏肺孢子虫肺炎的诊断(附 160 报道). 中国医药指南, 13(12): 142-143.

Edman JC, Kovacs JA, Masur H, et al, 1988. Ribosomal RNA sequence shows Pneumocystis carinii to be a member of the fungi. Nature, 334(6182): 519-522.

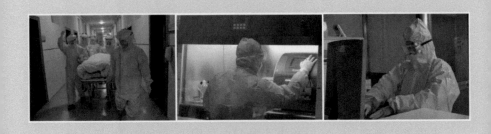

第 9 章　与肺部非感染性病变的鉴别诊断

第一节　肺　水　肿

一、概述

肺水肿（pulmonary edema）是指液体从肺血管内向血管外转移过多，引起间质和肺泡腔内的液体含量增加，导致肺通气与换气功能障碍。肺水肿时液体通常先积聚在肺组织间隙中，称为间质性肺水肿，其病理改变为肺的间质结构增宽、淋巴管水肿、肺泡腔缩小；当水肿进一步加重时液体可进入肺泡腔，称为肺泡性肺水肿。间质性肺水肿和肺泡性肺水肿常同时存在，在疾病的一定阶段以某一种改变为主。肺水肿具有发展迅速和变化复杂的特点，急性肺水肿的影像学表现常早于临床表现，及时正确的诊断是治疗成功的关键。

二、临床表现

间质性肺水肿临床症状及体征不明显，双肺底听诊时可闻及湿啰音或哮鸣音。肺泡性肺水肿液体在肺泡内聚集，相应肺体积增大，可有液体外渗，合并充血时渗液呈红色或棕色，急性期表现为气急、端坐呼吸、咳泡沫白痰或粉红色痰，肺部听诊可闻及湿啰音，甚至广泛水泡音，可同时出现全身静脉压升高及肝脾大的表现。

三、病理学表现

根据 Starling 理论，肺水肿的原因可分为血流动力性和微血管通透性两大类。临床上肺水肿分为心源性和非心源性，以心源性肺水肿发生率最高，可由急性心肌梗死、心肌病或其他病因引起的左心功能不全导致肺泡或肺间质内浆液漏出和吸收不平衡。非心源性肺水肿病因主要包括：①毛细血管通透性增加，常见于急性呼吸窘迫综合征；②毛细血管内静水压升高，主要为肾性肺水肿和静脉输液过量等；③血浆胶体渗透压降低，可见于严重的低蛋白血症；④各种原因引起的淋巴管阻塞，主要见于淋巴管恶性肿瘤、纤维化性淋巴管炎、肺移植等；⑤其他原因的肺水肿，如高原性肺水肿和神经性肺水肿等。

四、影像学表现

（一）间质性肺水肿

X 线表现：①两肺纹理增多模糊，肺门影增宽且界线不清，两上肺静脉分支增粗；②肺小叶间隔水肿增厚出现间隔线影，以 Kerley B 线最常见，即为不超过 2cm 的短线影，通常位于两下肺野外带，与胸膜相连并与其垂直；③胸膜下水肿导致叶间裂增厚。

CT 表现：①支气管血管束和肺门阴影边缘模糊，两上肺静脉增粗，管径可达伴行动脉的 2 倍以上。②支气管袖口征，支气管轴位投影可见管壁环形厚度增宽、边缘模糊，常见于上叶前段支气管，有时也见于上叶后段和下叶背段支气管。③间隔线影及磨玻璃影，间隔线影病理基础是小叶间隔水肿，小叶间隔呈对称性均匀光滑性增厚，急性肺水肿时，间隔线影可较快发生，治疗后很快消失；二尖瓣狭窄患者反复及较长时间有间质性肺水肿者，由于肺间质纤维化及含铁血黄素沉着，间隔线为非可逆的。④常合并心影增大、心包积液及胸腔积液。

（二）肺泡性肺水肿

X 线表现：①两肺野多发斑片或片状磨玻璃影，可融合成大片状，累及多个肺段，其内可见充气支气管征；②两肺中内带可见对称分布的大片状阴影，肺门区密度较高，形如蝶翼，称为蝶翼征；③病变动态变化较快，一般 1～2 天即可出现明显变化；④常合并心影增大、胸腔积液。

CT 表现：①病灶形状多样、分布不一，多呈磨玻璃高密度影，早期呈结节状阴影，大小为 0.5～1cm，边缘模糊，很快融合成斑片状或大片状影，可见充气支气管征；②蝶翼征具有较高特征性；③常伴有双侧少量胸腔积液、心包积液。

五、诊断

肺水肿是各种因素引起的肺部实质和（或）间质液体增多的一种改变，其诊断主要是病因诊断，典型的影像学表现结合临床病史、症状、体征、低氧血症等，但病因诊断需要谨慎。

六、病例展示

患者的 CT 影像学表现见图 9-1、图 9-2。

第 9 章 与肺部非感染性病变的鉴别诊断

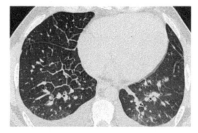

图 9-1 患者,男性,54 岁,间质性肺水肿

胸部 CT 示两肺多发小叶间隔增厚,可见袖口征及 Kerley B 线

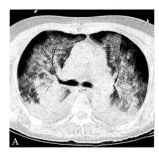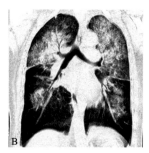

图 9-2 肺泡性肺水肿

胸部 CT 示两肺散布大小不等、密度不均、片状的模糊影,呈蝶翼征,其内出现充气支气管征

七、肺水肿与新冠肺炎的鉴别要点

1. 肺水肿多为心源性,临床常有气急、端坐呼吸、咳泡沫白痰或粉红色痰等症状,无发热。而新冠肺炎患者多有高热症状,无明显心功能不全表现。

2. 急性肺水肿影像动态变化非常快,影像学表现与临床表现通常不同步,不是独立的疾病,是在多种系统疾病基础上发生的浆液过多的、积聚在肺血管外的状态,是漏出和吸收不平衡的结果。而新冠肺炎早期和进展期的影像学表现与临床表现一般比较同步,且具有典型的流行病学史及接触史。

3. 肺泡性肺水肿主要发生于中内带或基底部，以肺泡积液为主，典型者具有蝶翼征。而新冠肺炎多为胸膜下病变，以间质改变为主，可出现反蝶翼征。

4. 间质性肺水肿主要表现为间质水肿增厚，可出现袖口征、Kerley B 线。而新冠肺炎分布杂乱，多为小叶性或融合小叶，以胸膜下为主，且胸膜下病灶通常有长径平行于胸膜、垂直于支气管血管束等特点。

5. 肺水肿通常伴有心影增大、心包积液、胸腔积液等，而新冠肺炎多无胸腔积液。

第二节　过敏性肺炎

一、概述

过敏性肺炎（hypersensitivity pneumonitis，HP）也称为外源性过敏性肺炎，是一组由易感个体反复暴露于环境抗原后所引起的免疫介导的变态反应性肺部炎症，以间质性肺炎、淋巴细胞性细支气管炎和肉芽肿为病理特征。过敏性肺炎以成年男性更多见，儿童也可发病。引起过敏性肺炎最常见的原因是接触含各种真菌孢子的发霉稻草、饲料、谷物、鸟粪等。由于过敏性肺炎起病隐匿、病因多种多样，临床诊断较为困难。因地理、季节和气候因素的影响，不同国家甚至同一国家不同地区的过敏性肺炎的流行病学数据存在很大差异。

二、临床表现

过敏性肺炎临床表现差异较大，取决于接触抗原的多少、频繁程度和接触时间的长短及宿主的反应性等，根据病程可分为急性期、亚急性期及慢性期，不同阶段可以重叠，组织学表现和影像学表现相似，与抗原类型无关。急性者常在接触抗原后4～8小时发病，可有发热、畏寒、咳嗽和呼吸困难，也可出现厌食、恶心和呕吐等，肺部可闻及湿啰音、哮鸣音。脱离抗原之后，症状一般在数小时内改变，反复发作可导致肺纤维化；亚急性者可隐袭发病，咳嗽和呼吸困难持续数日至数周，病情不断发展者需要住院治疗；慢性者进行性活动后呼吸困难，咳嗽、乏力和体重下降可达数月至数年，可出现杵状指。

三、病理学表现

过敏性肺炎的发病机制尚不完全清楚。目前认为过敏性肺炎最初是由Ⅲ型变态反应介导，而后转向以Ⅳ型变态反应为主，而巨噬细胞激活及由此产生的炎症反应则又可以通过非免疫途径共同引起肺损伤。此外，接触有机粉尘的人群中只有少数人发生过敏性肺炎，提示发病者有易感性，可能与人类白细胞抗原（HLA）有关，HLA可能是决定遗传免疫反应的因素，在本病发病中起一定作用。过敏性肺炎的病原很多，但在组织学上引发的改变却非常近似，多数不能从组织形态学上鉴别，病理学特征取决于抗原暴露的程度及活检时病程所处的阶段。急性期病理学表现为肺泡壁和细支气管壁水肿，以淋巴细胞性肺泡和间质炎症为主，肺泡腔内有蛋白质渗出及炎症细胞。亚急性期的特征性改变是非干酪样坏死性肉芽肿形成和（或）单核细胞浸润所致的细支气管炎。肺肉芽肿常在发病3周内出现，在1年内缓慢消散，用糖皮质激素可促进其吸收。慢性期以肺间质纤维化为主，由于纤维化的牵拉和收缩，可发展为肺气肿乃至蜂窝肺。

四、影像学表现

1. 两肺弥漫分布的小叶中心结节影是其特征性表现，可出现斑片状及片絮状磨玻璃影伴马赛克样灌注。
2. 呼气相扫描可见空气潴留，小叶区低密度影及血管稀疏共同形成肺野地图样外观，即奶酪头征。
3. 慢性期纤维化主要表现为网格影或伴蜂窝肺，小叶间隔增厚或牵引性细支气管扩张。

五、诊断

过敏性肺炎的诊断主要包括以下几个方面。

（1）暴露因素：①有明确的暴露史；②找到确切抗原；③血清特异性 IgG 阳性（对诊断提供帮助，但阴性也不能排除过敏性肺炎）。

（2）临床表现、影像学特点、肺功能符合间质性肺炎表现。

（3）支气管肺泡灌洗液：淋巴细胞性肺泡炎，CD4/CD8 值下降。

（4）激发试验阳性。

（5）病理符合过敏性肺炎。

需要注意的是同时满足上述（1）、（2）两点再加上（3）或（4），即使无病理学表现也可确诊；具备（2）、（3）、（5）可确诊。

六、病例展示

患者的 CT 影像学表现见图 9-3。

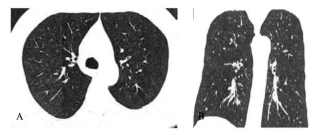

图 9-3　患者，男性，36 岁，过敏性肺炎
CT 肺窗轴位、冠状位示两肺弥漫小叶中心结节

七、过敏性肺炎与新冠肺炎的鉴别要点

1. 过敏性肺炎在成人多见，多具有过敏病史，根据接触变应原频率而反复发作，脱离变应原后，症状数小时内可以好转。新冠肺炎可发生于任何年龄段，具有典型流行病学史及接触史。

2. 过敏性肺炎 CT 特征性表现为弥漫小叶中心结节，且数小时内病变位置可以改变，具有游走性。新冠肺炎肺内病灶随机性分布，多位于胸膜下，可表现为小叶间隔增厚，典型病例可见磨玻璃密度影、铺路石征、血管增粗征等，而空洞、肺气囊少见。

3. 过敏性肺炎细胞性支气管或缩窄性细支气管炎导致小气道阻塞，呼气相小叶性气体陷闭，空气潴留，出现奶酪头征。而新冠肺炎多为胸膜下磨玻璃影，亦可出现空气潴留及马赛克样灌注改变，但病变相对局限，且病变内血管增粗，有一定的鉴别价值。

4. 过敏性肺炎通常 3 周内形成肉芽肿，1 年内吸收消散，糖皮质激素可以促进其吸收，而慢性期可出现纤维化、蜂窝肺。新冠肺炎属于病毒性感染，其进展迅速，病死率高。

第三节 肺泡蛋白沉积症

一、概述

肺泡蛋白沉积症（pulmonary alveolar proteinosis，PAP）是一类由肺泡腔和远端气道内积聚大量富含磷脂蛋白质样物质为特征的罕见疾病，过量的磷脂蛋白质样物质沉积导致患者肺通气和换气功能障碍，引起呼吸困难等症状，可分为先天性肺泡蛋白沉积症、自身免疫性肺泡蛋白沉积症及继发性肺泡蛋白沉积症三种，以自身免疫性肺泡蛋白沉积症多见。本病好发于中青年男性。临床上以隐匿性渐进性气促和双肺弥漫性阴影为其特征。目前临床上唯一有效的治疗方法是大容量全肺灌洗，可有效清除肺泡内沉积的蛋白质样物质，能有效改善肺功能，从而缓解临床症状。

二、临床表现

本病在临床上起病隐匿，临床症状轻于影像学表现，最常见症状是气短，特别是活动后明显，咳白色或黄色痰。部分患者的病情可自行缓解，但可复发，若继发肺部感染可出现相应的症状。体征常不明显，肺底偶可闻及少量捻发音，重症病例出现呼吸衰竭时有相应的体征。

三、病理学表现

肺泡蛋白沉积症发病机制尚未明确，目前比较公认的是：①由肺泡表面活性物质的过多分泌或清除障碍所致；②肺泡巨噬细胞功能异常，使肺泡表面活性物质利用障碍；③与抗粒细胞-巨噬细胞集落刺激因子抗体、遗传基因等有关。临床确诊主要靠病理及过碘酸-希夫（PAS）染色。镜检示肺泡及细支气管内充填有富磷脂蛋白质样物质，嗜酸性，PAS染色阳性。肺泡隔及周围间质结构基本完好。电镜下可见肺泡巨噬细胞大量增加，吞噬肺表面活性物质，细胞肿胀，呈空泡或泡沫样外观。

四、影像学表现

1. X线表现 两肺可见弥漫的磨玻璃影，病情进展可出现斑片状影和实变影，常可出现空气支气管征。肺内病灶分布不均匀，肺门附近较明显，酷似心源性肺水肿。

2. HRCT表现 ①两肺可见弥漫的磨玻璃影，与更高密度的肺血管及增厚的小叶间隔交织重叠，形成铺路石征或碎石路征；②当肺泡内蛋白质样物质沉积较多或合并感染时，可出现片状高密度实变影伴空气支气管征，周围环绕磨玻璃影；③肺内病变与周围正常肺组织形成鲜明对比，呈地图样分布；④肺间质纤维化表现为蜂窝肺及牵引性支气管扩张，出现此表现提示预后不良；⑤由于病变主要累及肺泡及小支气管，通常不伴有纵隔、肺门淋巴结肿大及胸腔积液。

五、诊断

肺泡蛋白沉积症诊断的金标准是组织学检查发现肺泡内含有PAS染色阳性的富磷脂蛋白质样物质并结合阿辛蓝染色阴性及HE染色等排除其他能引起PAS染色阳性的疾病。支气管镜检查及支气管肺泡灌洗可发现肺泡腔内充满不定形絮状或雾状无结构嗜伊红染色蛋白质，PAS染色阳性，支气管肺泡灌洗液呈乳白色混浊液。

六、病例展示

患者的 CT 影像学表现见图 9-4。

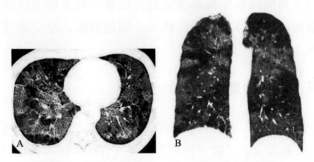

图 9-4 患者，男性，51 岁，肺泡蛋白沉积症

CT 肺窗轴位、冠状位示两肺弥漫分布着斑片、大片状密度增高影，边界尚清；两肺下叶的小叶间隔增厚，呈铺路石征

七、肺泡蛋白沉积症与新冠肺炎的鉴别要点

1. 肺泡蛋白沉积症起病隐匿，临床症状轻，而影像学表现重，多为中青年男性发病；新冠肺炎无好发年龄，多有高热症状，影像学表现与临床表现多同步，且新冠肺炎具有典型流行病学史及接触史。

2. 肺泡蛋白沉积症影像上常出现实变影，伴有空气支气管征、铺路石征等，可出现地图样改变等，与新冠肺炎表现有重叠，但后者以周围间质病变为主，以肺野外带分布为主，如胸膜下小叶性、楔形或扇形改变，病变长轴与胸膜平行。

3. 肺泡蛋白沉积症多为两肺弥漫性病变，而新冠肺炎病变相对随机、局限，有一定的特征改变，如常位于胸膜下，围绕肺动脉发展，靠近血管区密度稍高，结节伴晕征等。

第四节 特发性间质性肺炎

一、概述

特发性间质性肺炎（idiopathic interstitial pneumonia，IIP）是指一类可同时累及肺实质及间质而原因不明的疾病群，临床病理类型包括 7 种，即特发性肺纤维化（idiopathic pulmonary fibrosis，IPF）、非特异性间质性肺炎（non-specific interstitial pneumonia，NSIP）、隐源性机化性肺炎（cryptogenic organizing pneumonia，COP）、急性间质性肺炎（acute interstitial pneumonitis，AIP）、呼吸性细支气管炎伴间质性肺疾病（respiratory bronchiolitis associated interstitial lung disease，RB-ILD）、脱屑性间质性肺炎（desquamative interstitial pneumonia，DIP）及淋巴细胞间质性肺炎（lymphocytic interstitial pneumonia，LIP），其中 IPF 是 IIP 中最重要且常见的亚型。上述 IIP 分型在临床表现、病理学表现及影像学表现上具有相同或相似的表现，各种类型之间并不是绝对独立的。肺间质纤维化性疾病包括一系列导致肺间质进行性纤维化的原发性或继发性结缔组织疾病，原发性主要为特发性肺间质纤维化，继发性主要包括系统性红斑狼疮、干燥综合征、类风湿关节炎等。原发性和继发性在影像学表现上很相似，属于典型的"同影异病"，均表现为肺间质纤维化改变。需要注意的是，细菌和病毒也可以引起间质性肺炎。以下以 IPF 为代表进行阐述。

二、临床表现

本病通常隐匿性发病，多见于中老年人，表现为不明原因的干咳，特别是进行性呼吸困难和劳力性气促，症状与肺纤维化程度密切相关。也可伴有食欲减退、体重减轻、消瘦、无力等症状。肺部听诊可闻及肺底吸气相爆裂音，杵状指常见。

三、病理学表现

IPF 属于一种慢性进行性肺部纤维化改变，目前尚无有效治疗方法，预后差。导致肺纤维化的机制尚未完全阐明，病理改变与病变的严重程度有关。早期肺泡间隔有不同程度炎性细胞浸润，肺泡腔内可见到少量的Ⅱ型肺泡上皮细胞聚集。随着病情的发展，肺泡间隔纤维化成分逐渐增多，肺泡壁增厚伴有胶原沉积，肺泡结构破坏，从而扩大融合成囊状。晚期广泛纤维化使肺组织结构严重破坏。小叶间隔及脏胸膜纤维反应性增厚。

病理学的主要特点是病变在肺内分布不均，以两肺胸膜下区域为主，尤其以两肺下叶为重，在同一低倍视野内看到正常、间质炎症、纤维增生和蜂窝肺的变化。

四、影像学表现

1. 两肺主支气管血管束增粗，胸膜下弥漫分布网格影，以两下肺为主，可伴有磨玻璃影。

2. HRCT 可见小叶间隔及叶间胸膜增厚，可见垂直于胸膜的细线影、胸膜下线，以两下肺后外部多见。

3. 两肺胸膜下可见多发的蜂窝影、囊状影，为数毫米至 2cm 大小不等的圆形或类圆形含气囊腔，壁薄，边界清晰。其主要分布于两肺基底部胸膜下区。肺叶下蜂窝影是诊断 IPF 的主要预测标志。

4. 在蜂窝影、网格影、线影基础上可出现小结节影。

5. 肺气肿肺外围可见散在的、直径 2～4mm 的类圆形含气区，无明确边缘。

6. 支气管扩张表现为中小支气管牵拉扩张，柱状扩张多见，可伴有支气管扭曲。

五、诊断

本病的诊断主要根据临床特征、影像学表现、病理活检及排除其他已知原因导致的间质性肺疾病。

六、病例展示

患者的CT影像学表现见图9-5、图9-6。

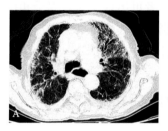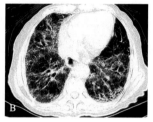

图9-5 患者，女性，66岁，间质性肺炎
CT肺窗轴位示两肺弥漫网格影，以胸膜下为主

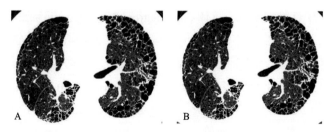

图9-6 患者，男性，56岁，特发性肺间质纤维化
CT肺窗轴位示两肺多发囊状透亮区，以肺外围为著，呈蜂窝状改变，周围夹杂多发网状、条索状密度增高影

七、特发性间质性肺炎与新冠肺炎的鉴别要点

1. 特发性间质性肺炎好发于中老年人，无继发感染时可无

高热症状，一般病史较长，进展缓慢，可达数年甚至数十年。新冠肺炎具有典型流行病学史，常高热就诊，进展迅速。

2. 特发性间质性肺炎的影像学特点是两肺胸膜下可见弥漫网格影与蜂窝肺；而新冠肺炎早期典型征象是胸膜下磨玻璃影围绕小血管发展，相应血管增粗，由外周向肺门逐渐扩展。值得注意的是，新冠肺炎发展至一定时期可引起肺纤维化改变，二者影像有重叠，需结合实验室核酸检测等相关检查进行鉴别。

3. 特发性间质性肺炎的辅助检查主要靠肺功能及肺部影像学检查，实验室检查无特异性，可以有红细胞沉降率增快、免疫球蛋白含量升高，少部分患者可出现类风湿因子和抗核抗体阳性。而新冠肺炎不仅肺部影像学表现有一定特征性，实验室检查也常出现外周血白细胞计数减少。

第五节 抗中性粒细胞胞质抗体相关性血管炎

一、概述

抗中性粒细胞胞质抗体（antineutrophil cytoplasmic antibodies，ANCA）相关性血管炎（ANCA associated vasculitis，AAV）属于一组累及全身多系统的自身免疫性疾病，根据病理表现可分为三大类：肉芽肿性多血管炎（granulomatosis with polyangiitis，GPA）、显微镜下多血管炎（microscopic polyangiitis，MPA）及嗜酸性肉芽肿性多血管炎（eosinophilic granulomatosis with polyangiitis，EGPA）。GPA由原韦格纳肉芽肿更名而来。AAV最常受累的器官是肺和肾，血清ANCA多为阳性，伴有少量或没有免疫复合物沉积的一组坏死性血管炎。AAV相对少见，早期症状无特异性，易漏诊和误诊。近年来，随着对AAV研究、认识的不断增加，检测手段及诊断标准的不断完善，该病的确诊率及临床疗效有了明显的提高，当前仍归属为难治且易复发疾病。

AAV的发病和临床特征具有明显的地域差异，在中国MPA患者占AAV患者的80%，而在欧洲国家中以GPA患者更常见。

二、临床表现

GPA患者好发年龄为30~50岁，以男性居多，临床主要累及上呼吸道、肺和肾。早期可表现为鼻窦炎、鼻出血、声音嘶哑等上呼吸道感染症状。累及肺部可表现出胸痛、咳嗽、咯血等，可有发热（体温39~40℃），与肺部感染相似，易误诊。累及肾脏出现蛋白尿、血尿、脓尿等。实验室检查红细胞沉降率增快，外周血白细胞计数升高，大多数c-ANCA（+）和PR3（+）。

EGPA患者典型临床三联症是哮喘、嗜酸性粒细胞增多和坏死性血管炎。哮喘和过敏性鼻炎是首发症状，肺是最常见的累及器官，其次是皮肤，而心脏是EGPA的主要靶器官。

MPA是肺-肾综合征最常见的原因，最常累及的是肾脏，表现为血尿、蛋白尿等。约50%的病例可累及肺部，临床表现与GPA类似。

三、病理学表现

AAV发病机制主要是由抗中性粒细胞抗体激活ANCA而导致的坏死性血管炎。GPA在临床上分为局限型和全身型，局限型主要累及上呼吸道，无肾脏受累，可以认为是全身型的早期阶段；全身型约占85%，除肺、肾受累外，还累及皮肤、眼、心脏、神经关节、胃肠道等。该病累及小动脉、小静脉及毛细血管，其病理机制为血管壁发生纤维素样变性，肌层及弹性纤维被破坏，并有炎性细胞浸润，病理改变包括坏死性肉芽肿、坏死性血管炎及坏死性肾小球肾炎。肺部病变处常发生坏死,易出现空洞。

EGPA 目前病因尚未完全明确,一般认为与过敏因素有关,是与嗜酸性粒细胞、内皮细胞和淋巴细胞有关的自身免疫性疾病。病理特点是组织内可见大量嗜酸性细胞渗出、血管外的肉芽肿性炎症及中小血管的坏死性炎症。

MPA 病理改变为非肉芽肿性坏死性血管炎。

四、影像学表现

AAV 可累及全身多个器官,下文着重介绍肺部的影像学表现。

1. GPA 胸部 CT 表现主要有结节或肿块和肺炎样改变,其中结节或肿块型是 GPA 最典型也是最常见的表现,结节或肿块大小不等,形态大多不规则,大者直径可达 5cm。病灶中心常会出现不规则的空洞,空洞内可出现气液平面,周围出现磨玻璃影,即晕征,常提示肺泡出血。肺炎样改变即为两肺内不均匀的片状高密度影、实变影,可出现空气支气管征,继发支气管扩张或蜂窝肺,后期亦可表现出弥漫网格影。

2. EGPA 胸部 HRCT 可见两肺外带多发磨玻璃影或实变影,常呈对称性分布。支气管壁和小叶间隔增厚。可出现胸腔积液。少数纵隔和肺门淋巴结肿大。

3. MPA 早期表现为两肺弥漫分布的磨玻璃影,即肺泡出血。随着病情进展,肺内可出现网格影、蜂窝肺和牵引性支气管扩张。两侧胸膜增厚、粘连,少数可出现胸腔积液。

五、诊断

AAV 发病机制复杂,各类型血管炎临床症状及病理变化相互重叠,单纯依靠影像诊断困难。临床上可按类型诊断。

1. GPA ①鼻或口腔出现痛或无痛性溃疡;②胸部影像学

表现异常：结节、浸润或空洞；③血尿：红细胞＞5/HP 或见红细胞管型；④组织活检：动脉、小动脉壁内、血管周围、血管外区域可见肉芽肿浸润。符合 2 条或以上可诊断。

2. EGPA ①哮喘：发作时可闻及哮鸣音；②鼻窦异常：急、慢性鼻窦炎，鼻窦压痛或影像学提示鼻窦混浊；③单神经病变、多发性单神经病变或多神经病变；④影像学表现为非固定的肺部浸润；⑤外周血嗜酸性粒细胞增多（＞10%）。符合 3 条或以上可诊断。

3. MPA ①肾组织活检示小血管的坏死性血管炎和（或）无明显免疫沉积的肾小球肾炎；②呼吸系统无肉芽肿炎症；③多个脏器受累。符合 2 条或以上可诊断。

六、病例展示

患者的 CT 影像学表现见图 9-7、图 9-8。

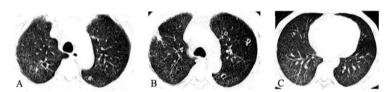

图 9-7　GPA 患者，男性，52 岁

肺窗 CT 轴位示两肺多发小结节灶，周围散在条索状密度增高影，以肺外围为著，部分病灶内见空洞影

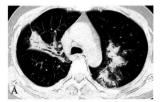 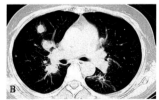

图 9-8　AAV 患者，男性，55 岁

CT 肺窗轴位示两肺多发大小不等结节灶及片状高密度影，可见晕征

七、AAV 与新冠肺炎的鉴别要点

1. AAV 与新冠肺炎均可出现咳嗽、发热、肌痛等症状，前者常为全身多器官受累，尤其以肾脏病变最为常见；而后者主要为肺部感染，一般不会出现蛋白尿、血尿等症状。另外，AAV 血清 ANCA 多为阳性。

2. GPA 典型胸部 CT 表现为多发结节、肿块、斑片影及空洞形成。而新冠肺炎可出现斑片影或结节，但很少出现肿块，无空洞形成，后期进展迅速，形态变化快。

3. EGPA 常为两肺对称分布的弥漫磨玻璃影，以肺外带为主，小叶间质增厚，可出现胸腔积液，实验室检查示嗜酸性粒细胞计数明显升高。而新冠肺炎磨玻璃影呈随机分布，很少出现胸腔积液，无嗜酸性粒细胞计数升高，而外周血白细胞计数正常或减少，淋巴细胞计数减少。

4. MPA 与新冠肺炎都可以出现网格影、蜂窝肺和支气管扩张改变，但前者一般以弥漫性分布为主，病灶内扩张的支气管有明显牵拉变形改变，而后者病灶分布以背侧胸膜下为主，病变内常有增粗血管穿行，病变内部支气管走行通畅，无明显扭曲变形。

第六节 吸入性肺炎

一、概述

吸入性肺炎（aspiration pneumonia，AP）是指吸入口咽部分泌物、上消化道内容物或其他物质导致急性肺损伤或肺炎的疾病，常见于慢性衰弱性疾病、咽和食管结构异常、全身麻醉等患者。无意识地吸入少量口咽部分泌物是大多数肺炎的发病

机制，但一般正常人因免疫功能健全，即使吸入少量也不发生肺炎；但大量吸入口咽部分泌物或上消化道内容物是吸入性肺炎的必要条件。老年人存在隐性误吸。

二、临床表现

吸入性肺炎临床症状从无症状到严重的呼吸衰竭窘迫不等，与吸入物质的成分、数量、有害物质浓度等密切相关。吸入性肺炎多为急性发作，症状在前哨事件后数分钟至数天内发生，主要表现为咳嗽，严重者表现为突发呼吸困难、低氧血症、心动过速等。体格检查示肺部可闻及广泛哮鸣音和爆裂音。

三、病理学表现

除有些致病因素可直接造成肺泡膜损伤外，更重要的是如巨噬细胞、中性粒细胞、血小板等多种炎症细胞及其释放的炎性介质和细胞因子间接介导的肺炎症反应，最终引起肺毛细血管内皮细胞和肺泡上皮细胞损伤、通透性增加，形成微血栓；表面活性物质减少或消失，导致小气道陷闭和肺泡塌陷，加重肺水肿和肺不张，从而引起肺的氧合功能障碍，导致顽固性低氧血症。严重者细支气管或肺泡充血、水肿和出血，使肺呈现广泛的炎症性改变。

四、影像学表现

CT 表现为两肺多发斑片状磨玻璃影或斑片状高密度影，边缘不清，以外周为主、下肺为著，可融合成片状甚至完全实变，可出现空气支气管征、小叶间隔增厚、胸膜下线等征象。

五、诊断

吸入性肺炎患者肺部以渗出为主，影像学上特异性不强，其诊断主要根据典型的临床病史（如证实有大量误吸）、风险因素和胸部影像学结果等。

六、病例展示

患者的 CT 影像学表现见图 9-9。

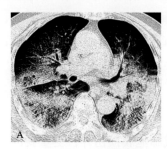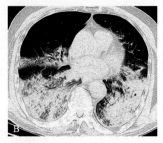

图 9-9　吸入性肺炎
CT 肺窗轴位示两肺多发片状高密度影，以两肺下叶背侧为著

七、吸入性肺炎与新冠肺炎的鉴别要点

1. 吸入性肺炎好发于易误吸的人群，常表现为急性发作呼吸困难，具有吸入史；而新冠肺炎具有典型的流行病学史及接触史，任何人群均可发病，通常以发热就诊，早期不会出现突发呼吸困难。

2. 吸入性肺炎与新冠肺炎在影像学上均可表现为两肺背侧胸膜下多发磨玻璃影，但前者病变以肺泡渗出为主，后者病变多样，以间质改变为主，可出现细网格影、铺路石征、结节伴晕征，特征性改变是亚实性病灶内部显示血管增粗，可能的病理改变为血管周围间质水肿。

第9章 与肺部非感染性病变的鉴别诊断

参 考 文 献

白人驹，张雪林，2010. 医学影像诊断学. 3版. 北京：人民卫生出版社，232-233.

崔晓萌，2018. ANCA相关性血管炎研究进展. 复旦学报（医学版），45(3)：423-427.

胡杏珍，白骏，2017. 抗中性粒细胞胞浆抗体相关性血管炎的肺部影像表现及临床特点分析. 实用放射学杂志，33(2)：210-213.

金贝贝，许文兵，2012. 过敏性肺炎. 国际呼吸杂志，32(10)：773-778.

李海潮，2014. 特发性间质性肺炎概念和分类的演变. 中华结核和呼吸杂志，37(9)：645-646.

李怡华，叶俏，2019. 过敏性肺炎的流行病学. 中国实用内科杂志，39(02)：15-18.

刘国芳，张健，龚明福，等，2018. 肺泡蛋白沉积症的高分辨CT诊断分析. 中华肺部疾病杂志（电子版），11(05)：45-48.

刘韦芳，刘敏，2019. 过敏性肺炎的高分辨率CT表现. 中国实用内科杂志，39(2)：107-110.

孟凡青，樊祥山，章宜芬，等，2011. 过敏性肺炎的临床病理学诊断. 临床与实验病理学杂志(03)：79-81.

孟芝兰，刘鸿瑞，梁智勇，等，2005. 肺泡蛋白沉积症的病理学特点与诊断. 中华病理学杂志，34(9)：575-578.

沈旦，戴颖钰，强红伟，等，2017. 抗中性粒细胞胞浆抗体相关性血管炎的胸部CT表现. 临床与病理杂志，37(8)：1618-1622.

石全，2019. MSCT在心源性肺水肿诊断应用. 影像研究与医学应用，3(22)：13-14.

汪丽静，陆菊，曹孟淑，2018. 慢性过敏性肺炎的研究进展. 国际呼吸杂志，38(10)：763-769.

王晓静，李宁，高勇，等，2011. 特发性肺纤维化的高分辨率CT表现及病理基础. 河北医科大学学报，32(6)：680-682.

夏正坤，周青山，高远赋，等，2016. 抗中性粒细胞胞浆抗体相关性血管炎诊治策略. 临床儿科杂志，34(6)：401-405.

杨磊, 王颖, 2019. 肺泡蛋白沉积症诊治的研究进展. 山东医药, 59(16): 103-106.

杨柳, 龚明福, 戴书华, 2019. 心源性肺淤血肺水肿的影像特征分析. 中华肺部疾病杂志(电子版), 12(6): 713-716.

中华医学会病理学分会胸部疾病学组, 2018. 中国特发性肺纤维化临床-影像-病理诊断规范. 中华病理学杂志, 047(002): 81-86.

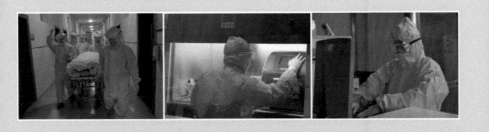

第 10 章 与肺部肿瘤性病变的鉴别诊断

第一节 肺 腺 癌

一、概述

肺腺癌（lung adenocarcinoma）是肺癌的一种，起源于支气管的腺体或支气管上皮，多为周围型肺癌，以女性多见。肺磨玻璃结节（ground glass nodule，GGN）是其常见的影像学表现。肺 GGN 是指模糊增高的肺部结节影，但不掩盖支气管及肺血管结构；而实变是指肺间质密度均一增加，并掩盖其内部的血管和气道。肿瘤、感染、间质纤维化及出血等均可表现为 GGN。根据 2011 年多学科肺腺癌的新分类，将肺腺癌分为浸润前病变、微浸润癌（minimally invasive adenocarcinoma，MIA）、浸润癌（invasive adenocarcinoma，IAC）3 类，其中浸润前病变包括不典型腺瘤样增生（atypical adenomatous hyperplasia，AAH）和原位癌（adenocarcinoma in situ，AIS）。AAH、AIS 和 MIA 多表现为 GGN。GGN 按其成分不同可分为纯磨玻璃结节（pure ground glass nodule，pGGN）及含软组织密度的混合磨玻璃结节（mixed ground glass nodule，mGGN）。

二、临床表现

临床症状、体征与肺癌的发生部位、病理组织类型、分期密切相关。早期肺腺癌多无明显症状，临床表现主要有咳嗽、咳少量白色黏液痰、胸闷气急、发热、消瘦等，若出现间断性痰中带有少量血丝时需要警惕早期肺癌的发生。

三、病理学表现

1. AAH 病灶直径小于或等于 0.5cm，上皮细胞轻、中度不典型增生，无间质性炎性反应和纤维增生。

2. AIS 病灶直径小于或等于 3.0cm，肿瘤细胞沿肺泡壁伏壁式生长，无间质、血管或胸膜浸润。

3. MIA 病灶直径小于或等于 3.0cm，肿瘤细胞主要以贴壁式生长，有浸润，但范围小于或等于 0.5cm。

4. IAC 病灶直径小于或等于 3.0cm，浸润范围大于 0.5cm。病理上可分为贴壁状、乳头状、微乳头状、腺泡样及实性为主的腺癌。

5. 弥漫型肺癌 是指癌组织沿肺泡管、肺泡弥漫性生长，主要为弥漫浸润型腺癌。

四、影像学表现

1. 肺腺癌以周围型多见，好发于肺外周或胸膜下。

2. CT 表现为结节或肿块，分为实性结节、磨玻璃结节、磨玻璃和实性混合密度结节，密度多不均匀。

3. 可有边缘分叶、棘状突起和毛刺、脐凹征、支气管充气征、空泡征、钙化、胸膜凹陷征、病灶的胸壁侧小片状浸润、血管集束征等征象。

4. 月晕征：结节周围环绕磨玻璃影，病理为出血性肺梗死、瘤细胞浸润。

5. 弥漫浸润型肺腺癌可表现为肺内多发的结节、斑片影，或为单叶、数叶及两肺多发的肺实变，增强后不均匀强化，部分可在实变内见到血管分支影。少数可有枯树枝征、支气管截断征、网状结节影或蜂窝征。

6. 晚期患者可出现阻塞性肺炎、癌性淋巴管炎、癌性胸腔积液、纵隔及肺门淋巴结肿大等征象。

五、诊断

本病主要结合相应的临床症状、相关影像学检查及随访观察来判断，确诊肺腺癌主要靠穿刺活检或手术后病理学检查来诊断。

六、病例展示

患者的 CT 影像学表现见图 10-1～图 10-3。

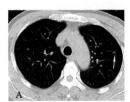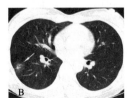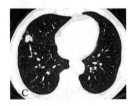

图 10-1　AIS、MIA 及 IAC 患者

A. 左肺上叶 GGN（箭头），边缘清晰，可见正常血管影穿行，未见中断增粗，无胸膜牵拉凹陷，病理证实为原位癌（AIS）；B. 右肺下叶混合密度 GGN（箭头），边缘欠规整，局部血管增粗，邻近胸膜稍牵拉凹陷，病理证实为微浸润腺癌（MIA）；C. 右肺中叶可见实性不规则结节，边缘分叶、毛刺，可见空泡征，有胸膜凹陷征（箭头），病理证实为浸润性腺癌（IAC）

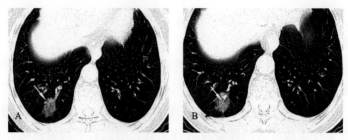

图 10-2　患者，女性，66 岁，右肺下叶浸润型癌

A. 肺窗 CT 轴位示右肺下叶胸膜下混合密度 GGN，边缘局部分叶（箭头），无明显晕征；B. 右肺下叶病灶内部血管穿行伴血管增粗（箭头）

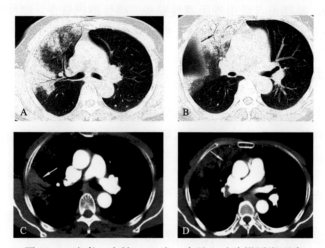

图 10-3　患者，女性，58 岁，右肺上叶弥漫浸润型癌

A. 肺窗 CT 轴位示右肺上叶大片状实变影及间质性改变，边缘模糊；B. 肺窗 CT 轴位示右肺上叶病灶局部融合实变，内见充气支气管征，局部支气管壁走行僵硬（箭头）；C. 纵隔窗 CT 轴位示增强扫描病灶局部不均匀强化（箭头）；D. 病灶内部支气管走行僵硬，呈枯树枝样（箭头）

七、肺腺癌与新冠肺炎的鉴别要点

1. 肺腺癌女性多见，早期临床症状不典型，进展相对缓慢，无传染性；而新冠肺炎，人群普遍易感，进展迅速，传染性强。

2. 当表现为结节形态时，肺腺癌是由 AAH、AIS、MIA 及

IAC连续进展的一个动态过程,AAH和AIS可逐渐发展为MIA和IAC,形态变化相对小,范围相对局限,需要经过长期的CT随访观察；而新冠肺炎早期可以混合磨玻璃结节改变,周围可伴晕征及血管增粗征,短期常可进展迅速,形态变化大。

3. 肺腺癌和新冠肺炎均以肺的外周多见,前者浸润期可出现边缘分叶、毛刺、脐凹征、空泡征、胸膜凹陷征、病灶的胸壁侧小片状浸润、血管集束征等恶性征象,甚至出现远处转移,而后者可沿支气管血管束分布,恶性征象不明显。

4. 弥漫浸润型肺癌以肺实变分布时,需要与进展期新冠肺炎表现相鉴别,前者可有枯树枝征、支气管截断征、实变病灶不均匀强化特点,后者实变可见空气支气管征及相应的临床表现。

第二节 肺原发性淋巴瘤

一、概述

肺原发性淋巴瘤（primary pulmonary lymphoma，PPL）是原发于肺内淋巴组织的恶性淋巴瘤,是结外淋巴瘤的一种罕见类型。大多数起源于支气管黏膜相关的淋巴样组织,大多数是非霍奇金淋巴瘤,其中以肺黏膜相关组织（mucosa-associated lymphoid tissue，MALT）多见。MALT淋巴瘤是一种低度恶性的结外B细胞淋巴瘤,易侵犯消化系统、唾液腺、眼眶、甲状腺等,起源于肺的约占15%,其发病与吸烟、反复肺部感染、自身免疫性疾病等因素有关。好发于50岁以上老年患者,其病程长,进展慢,发病率低,治疗反应和预后良好,5年生存率可达90%。

二、临床表现

起病缓慢,大多数患者无明显症状,全身症状和呼吸道症状常见的有发热、咳嗽、胸闷、呼吸困难、咯血和胸痛等。全身淋巴结或肝、脾无肿大。实验室检查缺乏特异性,容易误诊,最终确诊依赖病理。

三、病理学表现

淋巴瘤肺内病变主要是侵犯肺的间质和支气管黏膜下组织,病变呈浸润性发展,常侵犯支气管周围的肺间质,支气管腔通常保持完整或轻度狭窄;侵犯支气管形成管腔内的结节状突起或环壁生长造成局限或广泛的管腔狭窄甚至闭塞,引起肺实变及肺不张;侵犯肺泡间隔,引起肺泡间隔增厚,肺泡腔变小甚至完全塌陷;侵犯胸膜时表现为胸膜的增厚、斑块或结节。

四、影像学表现

1. 常见表现 病灶周围晕征、内部血管造影征、空气支气管征,其他还有粟粒、小结节、磨玻璃影、树芽征、胸腔积液等。很少有纵隔、肺门淋巴结肿大。

2. 结节肿块型 单发或多发结节或肿块,形态不规则,多位于支气管血管束周围或胸膜下,部分融合,增强扫描部分呈轻中度较均质强化,可有空洞。

3. 肺炎肺泡型 沿肺段或叶分布的模糊斑片影或肿块样改变,密度不均,可见支气管充气征,可融合成片状或块状,部分病灶呈楔形、尖端指向肺门,少数病灶可跨叶生长。

4. 间质型 表现为磨玻璃密度影,可多发,病灶瘤肺界面欠清,内可见细小网格及小叶间隔增厚改变,部分可见充气支气管影，偶见支气管扩张改变，可紧贴胸膜或伴胸膜牵拉肥厚。

5. 混合型 同时出现以上任何两种或两种以上者。

五、诊断

PPL属于罕见病，当出现不明原因发热、咯血、胸痛、全身乏力等，应注意与其他肺部疾病相鉴别。PET/CT对淋巴瘤诊断、全身评估及治疗有明显优势。确诊主要靠病理组织学检查来证实。

六、病例展示

患者的CT影像学表现见图10-4。

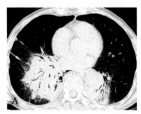
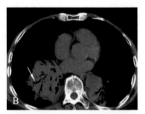

图10-4 患者，男性，56岁，肺原发性淋巴瘤（肺炎肺泡型）
A. 肺窗CT轴位示两肺下叶沿支气管血管束分布的斑片、楔形浸润实变灶，尖端指向肺门，周围有晕征改变（箭头），边缘不清；B. 纵隔窗CT轴位示病灶实变，内部支气管充气征（箭头），毗邻胸膜有局部增厚

七、PPL与新冠肺炎的鉴别要点

1. 绝大多数PPL有病程长、发展慢、症状轻等特点，中老年多见，无传染性，手术预后一般较好；而新冠肺炎有典型的流行病学史，人群普遍易感，进展迅速，病死率高。

2. PPL与新冠肺炎均可沿支气管血管束或胸膜下分布、实变伴周围晕征、空气支气管征，但PPL可呈肿块样融合或楔形改变；而新冠肺炎常有实变及磨玻璃影并存，后期可出现肺纤维化表现。

3. PPL 增强扫描可见内部血管造影征，血管一般无增粗，而新冠肺炎早期即可有血管增粗征改变。另外，PPL 可有树芽征、胸腔积液及空洞表现，而新冠肺炎患者的这些表现均少见。

参 考 文 献

蔡珩玉，周志星，周迪，等，2019. 原发性和继发性肺淋巴瘤临床病理特征及预后因素分析. 中国实验诊断学，23(9)：1567-1569.

高丰，葛航俊，李铭，等，2014. 不同病理类型肺部磨玻璃结节的 CT 诊断. 中华肿瘤杂志，36(3)：188-192.

金征宇，龚启勇，2015. 医学影像学. 3 版. 北京：人民卫生出版社，211-216.

马艺，许顺，2018. 表现为磨玻璃结节的早期肺腺癌的影像学、组织病理学及分子生物学特点. 国际肿瘤学杂志，45(10)：627-631.

石丹，刘庆猛，邹亮，2018. 早期肺腺癌 28 例临床病理分析. 临床与实验病理学杂志，34(11)：1270-1272.

杨建涛，江海涛，李俊，等，2019. 原发性肺淋巴瘤的多层螺旋 CT 诊断与鉴别. 浙江临床医学，21(10)：1366-1368.

赵悦，王瑞，陈海泉，2016. 肺部磨玻璃影的诊断与治疗进展. 中国肺癌杂志，19(11)：773-777.